Inhaltsverzeichnis

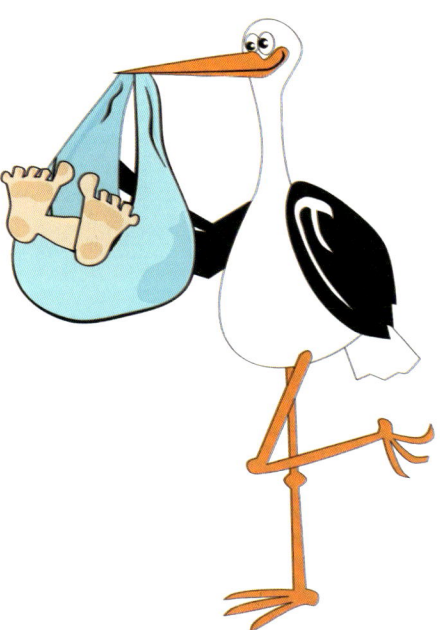

Vorwort

Die Schwangerschaft ist für eine werdende Mutter eine sehr anspruchsvolle und sensible Zeit, die einige psychische und physische Veränderungen mit sich bringt. Vor allem Frauen, die das erste Mal schwanger werden, wissen oft nicht so recht, auf was sie achten müssen, um für eine unkomplizierte und gesunde Schwangerschaft zu sorgen.

Eines ist jedoch sicher: Wenn man eine unkomplizierte Schwangerschaft erleben und ein gesundes Baby zur Welt bringen möchte, dann sollte man einige Gewohnheiten ablegen und seine Lebens- und vor allem Ernährungsweise anpassen. Dazu ist es notwendig sich frühzeitig zu informieren, um einen Überblick über die kommenden Ereignisse zu bekommen.

Mit einer ausgewogenen und den körperlichen Bedürfnissen angepassten Ernährung vor und während der Schwangerschaft ermöglichen Sie Ihrem Kind einen optimalen Start ins Leben. Sie stellen damit sicher, dass Sie und Ihr Kind angemessen mit Energie und Nährstoffen versorgt werden. Außerdem können Sie so den Verlauf der Schwangerschaft und die Entwicklung des Kindes über die Geburt hinaus positiv beeinflussen.

In dieser Broschüre erfahren Sie und Ihr Partner alles darüber, wie sich die Ernährungsbedürfnisse vor und während der Schwangerschaft ändern und wie Sie sich optimal und gesund ernähren. Hierfür gebe ich Ihnen viele praktische Tipps an die Hand. Neben wertvollen Empfehlungen zum Thema Ernährung wird auch auf die Bedeutung von Entspannung, Bewegung und dem emotionalen Zustand für die

Gesundheit der werdenden Mutter und des Kindes sowie für einen gesunden Verlauf der Schwangerschaft und einer entspannten und wunderschönen Geburt eingegangen.

»Geboren wird nicht nur das Kind durch die Mutter, sondern auch die Mutter durch das Kind«.

(Gertrud von le Fort)

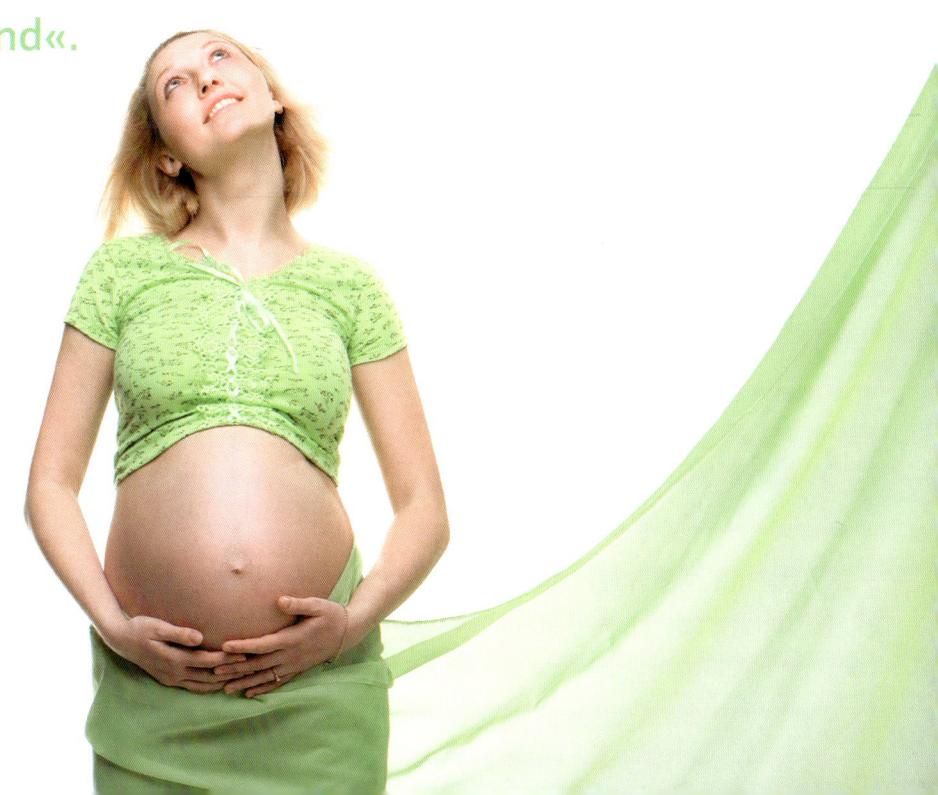

Kinderwunsch und Fruchtbarkeit

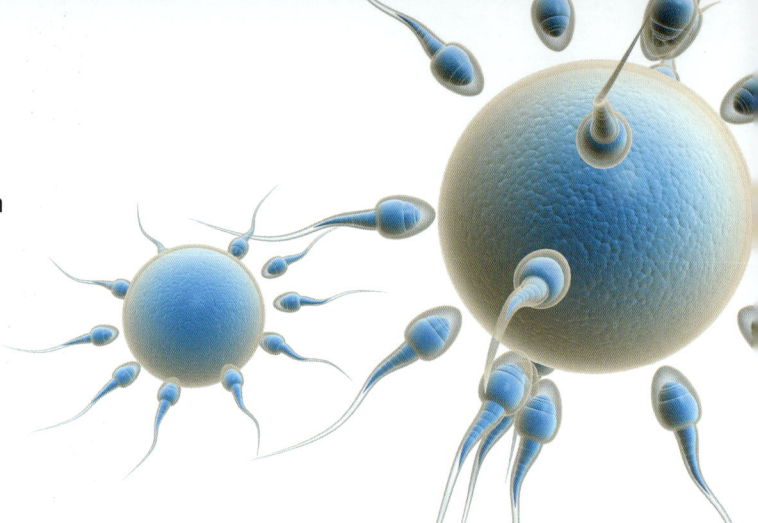

Wenn sich ein Paar für ein Kind entscheidet, dann sollte es sich auf keinen Fall unter zeitlichen Druck setzen den Kinderwunsch so schnell wie möglich zu erfüllen. Schon allein dieser psychische Druck kann Fruchtbarkeitsblockaden auslösen. Viel zu schnell werden Frau und Mann aus medizinischer Sicht als unfruchtbar eingestuft, was in den seltensten Fällen zutrifft und zumeist viel zu voreilig ausgesprochen wird.

Laut Weltgesundheitsorganisation (WHO) gelten Paare dann aus medizinischer Sicht als steril, wenn nach zweijährigem regelmäßigem Geschlechtsverkehr ohne Verhütung keine Schwangerschaft eingetreten ist. Dies bedeutet freilich nicht, dass es nach diesem Zeitraum unmöglich ist auf natürlichem Weg ein eigenes Kind zu zeugen.

Das Thema Fruchtbarkeit betrifft nicht nur Frauen, sondern auch ihre Partner. Bei etwa 14 Prozent aller deutschen Paare mit Kinderwunsch stellt sich mindestens zwei Jahre lang keine Schwangerschaft ein. Selbst unter optimalen Bedingungen – also wenn beide Partner fruchtbar sind und um den Eisprung herum Geschlechtsverkehr haben – liegt die Wahrscheinlichkeit einer Befruchtung bei jungen Paaren bei gerade einmal 30 Prozent. Auch die Zellteilung der befruchteten Eizelle, die Wanderung bis in die

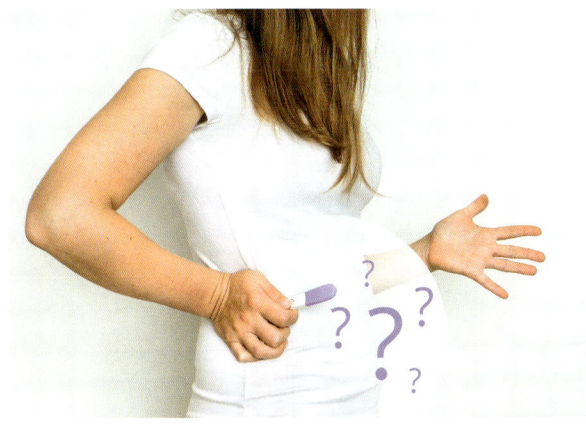

Gebärmutter und die Einnistung funktioniert nicht immer reibungslos. Das ist unter anderem dem Alter der Frau geschuldet – je älter die Frau ist, desto länger kann es dauern bis alles geklappt hat.

Viel zu schnell entscheiden sich Paare bei der Befruchtung künstlich nachzuhelfen. Sie sind sich bei diesem Schritt jedoch häufig nicht den Gefahren bewusst, denen sie sich und ihre Gesundheit aussetzen.

Allerdings gibt es auch immer mehr Paare, die unter einer tatsächlichen Unfruchtbarkeit leiden. Etwa 200.000 Paare unterziehen sich in Deutschland einer Kinderwunsch-Behandlung. In diesen Fällen scheinen Zyklusstörungen, verklebte Eileiter, schlechte Spermienqualität oder genetische Anomalien eine natürliche Schwangerschaft unmöglich zu machen. Allein im Jahr 2003 entstanden hierzulande 20.000 Kinder durch künstliche Befruchtung.

Es gibt zwei verschiedene Arten der Unfruchtbarkeit, die ich hier aufgrund ihrer Ursachen unterscheiden möchte. Am häufigsten tritt Unfruchtbarkeit bedingt durch Fehlernährung und eine ungesunde Lebensweise, aber auch durch hohe Belastung mit äußeren Einflüssen auf. Seltener liegen organische Ursachen vor.

Ich möchte zuerst auf die häufigste Ursache für Unfruchtbarkeit eingehen. Die bedeutendste Rolle hat hier die Ernährung. Eine ungünstige und vor allem mikronährstoffarme (vitalstoffarme) Ernährung belastet den Organismus am stärksten und beeinflusst somit die Fruchtbarkeit beider Geschlechter. Zu den Mikronährstoffen (Vitalstoffen) gehören alle Vitamine, Mineralien, Spurenelemente und sekundären Pflanzenstoffe. Diese sind maßgebend für eine hohe Fruchtbarkeit. Auch im Bereich der Makronährstoffe, zu denen Eiweiß, Aminosäuren, Kohlenhydrate und Fette gehören, tritt häufig eine ungünstige Versorgung auf, was ebenfalls Unfruchtbarkeit zur Folge haben kann. Bei vielen unfruchtbaren Paaren ist der Kühlschrank gefüllt mit qualitativ minderwertigen Nahrungsmitteln.

Es gilt also auch in Sachen Fruchtbarkeit: »Der Mensch ist, was er isst«.

Neben dem Mangel an wichtigen Vitalstoffen gibt es noch weitere ernährungsbedingte Ursachen für die Unfruchtbarkeit, wie beispielsweise der Säure-Basen-Haushalt und die Vielzahl chemischer Zusatzstoffe in der Nahrung.

Im Jahr 2012 veröffentlichte die *U.S. National Library of Medicine – National Institutes of Health* eine Studie, für die bei 80 Männern im Alter zwischen 20 und 80 Jahren untersucht wurde, ob Vitalstoffe die Qualität und die Beweglichkeit ihrer Spermien verbessern können. Die Forscher kamen zu dem Ergebnis, dass die Spermien der Männer, die Vitamin C, Vitamin E, Zink und Folsäure eingenommen hatten, im Vergleich weniger Schäden in ihrer DNA aufwiesen. Diese, sowie Selen und Q10, können folglich zu einer Verbesserung der Spermienqualität beitragen.

Auch Vitamin D beeinflusst – nach einer Studie der Universität Berkeley – die Spermienqualität positiv. Es sollte zum größten Teil mithilfe von natürlichem Sonnenlicht in der Haut gebildet werden. Da wir Europäer jedoch vor allem über die Wintermonate zu wenig Sonnenlicht abbekommen, leiden wir sehr schnell an einem erheblichen Vitamin-D-Mangel. Diesem können wir mit einer zusätzlichen Supplementierung von Vitamin D in Verbindung mit Omega-3 sehr gut vorbeugen.

Wichtig und erwiesen ist, dass die erfolgreiche Befruchtung einer Eizelle zu ca. 50 Prozent abhängig ist von der Qualität der Spermien. Jene hängt von der Ernährungs- und Lebensweise des Mannes ab, und nicht, wie oft behauptet, vom Alter. Studien haben gezeigt, dass die Spermienqualität bei älteren Männern die gleiche sein kann wie bei jüngeren, wenn einer gesunden und vor allem vitalstoffreichen Ernährung und einer gesunden Lebensweise nachgegangen wird.

Bewiesenermaßen sehr potenzfördernd ist die zusätzliche Einnahme von hochwertigen und bioverfügbaren Vitalstoffen in Form von Nahrungsergän-zungen. Zu diesem Ergebnis kamen neuseeländische Wissenschaftler bei der Auswertung von über 34 kontrollierten Studien.

Die Forscher fanden dabei auch heraus, dass außerdem die Chance auf eine erfolgreiche Befruchtung um das Vierfache ansteigt.

Insgesamt nahmen 964 Paare an 15 dieser ausgewerteten Studien teil. Sie wurden in zwei Kontrollgruppen aufgeteilt. Die eine Gruppe, bestehend aus 449 Paaren, nahm keine Antioxidantien ein. Unter ihnen kam es insgesamt nur zu 18 Schwangerschaften, was gerade mal drei Prozent ausmacht. Die anderen 515 Paare nahmen zusätzlich Vitalstoffe ein. Bei ihnen konnten im gleichen Zeitraumtraum 82 erfolgreiche Schwangerschaften festgestellt werden – was ganze 16 Prozent sind.

Die Forscher zogen daraus den Schluss, dass die Wahrscheinlichkeit einer Befruchtung ansteigt, sobald sowohl der männliche als auch der weibliche Partner Vitalstoffe zu sich nehmen. Die führende Forscherin von der Universität Auckland in Neuseeland, Marian Showell, sagte abschließend dazu: »*Die orale Einnahme von Ergänzungsmitteln mit Antioxidantien kann dazu beitragen, die Chance eines Paares auf eine Befruchtung zu erhöhen.*«

Das bedeutet, dass nicht nur für Männer eine gesunde Lebensweise und eine gute Versorgung mit Vitalstoffen wichtig sind, wenn es um Fruchtbarkeit geht, sondern auch für Frauen. Mit Hilfe einer guten Versorgung mit Vitalstoffen bereits einige Monate vor der Schwangerschaft kann auch die Anzahl an Fehlgeburten enorm gesenkt werden. So zeigte beispielsweise eine Studie der Universität von North Carolina in Chapel Hill, Abteilung für Gesundheit von Mutter und Kind, dass das Risiko für eine Fehlgeburt durch die Einnahme eines Vitalstoffpräparates um 50 Prozent gesenkt werden kann.

Einfluss der Vitalstoffe auf die Fruchtbarkeit der Frau

Der Körper einer Frau benötigt besonders die B-Vitamine, um die drei Hormone FSH (Follikelstimulierendes Hormon, welches die Reifung des Eies im Eierstock anregt), Östrogen und Progesteron zu produzieren. Jene Hormone spielen bei der Entwicklung der Eizelle eine große Rolle. Progesteron beispielsweise ist maßgeblich an der Bildung der Gebärmutterschleimhaut beteiligt, in die sich die befruchtete Eizelle einnistet.

Neben den B-Vitaminen spielen auch andere Vitamine, die Vitamine C und E und Beta-Carotin, eine entscheidende Rolle, wenn es um die Fruchtbarkeit geht. Auch sie können die Reifung und Einnistung der Eizelle sehr positiv beeinflussen. Liegt zum Beispiel ein Vitamin-E-Mangel vor, dann kann sich die befruchtete Eizelle nicht in die Gebärmutterschleimhaut einpflanzen.

Neben einer vitalstoffreichen Ernährung gibt es noch weitere wichtige Faktoren, die die Fruchtbarkeit der Frau stark beeinflussen können: der Säure-Basen-Haushalt, das Thema Darm und Entgiftung, Rauchen, Alkohol und Stress. Viele Studien konnten den Einfluss dieser Faktoren auf die Fruchtbarkeit beider Partner verdeutlichen.

Genauso wichtig für die Fruchtbarkeit wie qualitativ hochwertige, kräftige und bewegliche Spermien beim Mann und ein gesunder funktionierender Eierstock bei der Frau ist ein optimaler und ausgewogener Hormonspiegel beider Partner. Alle genannten Faktoren sind in erster Linie von einer guten Versorgung mit Vitalstoffen, viel Bewegung und einem guten mentalen Zustand abhängig.

Organische Ursachen einer Unfruchtbarkeit

Auf Seite 7 habe ich bereits erwähnt, dass Unfruchtbarkeit auch durch organische Schäden bedingt sein kann. Bei der Frau können das beispielsweise der Verschluss der Eileiter, Endometriose (Gebärmutterschleimhaut außerhalb der Gebärmutter), Verwachsungen der Eierstöcke, Veränderungen des Gebärmutterschleimes oder Fehlbildungen der Gebärmutter (Myome, Verwachsungen, etc.) sein.

Beim Mann können die organischen Ursachen für die Unfruchtbarkeit beispielsweise in einem spät behandelten Hodenhochstand oder einer Mumpsinfektion mit Beteiligung des Hodens liegen. Auch ein verklebter oder durchtrennter Samenleiter kann die Spermien auf ihrem Weg behindern (z. B. ausgelöst durch Infektionen, eine angeborene Fehlbildung oder Entzündungen).

Insbesondere dauerhaft überhitzte Hoden können Schaden nehmen, z. B. aufgrund von Krampfadern oder Durchblutungsstörungen. Auch ein geschädigtes Hodengewebe kann die Ursache von nicht intakten Spermien sein. Die männlichen Hoden können außerdem durch Chlamydien (bakterielle Erkrankung), eine Unterversorgung mit männlichen Hormonen, genetische Anomalien oder eine Tumorerkrankung beschädigt werden. Genetische Defekte oder eine erektile Dysfunktion kommen ebenfalls als Ursachen für Unfruchtbarkeit in Frage.

Infektionen und Entzündungen im Bereich der männlichen Genitalien, Hoden und Nebenhoden, der Prostata und Harnröhre gehören mit zu den häufigsten Ursachen von Fertilitätsstörungen bei Männern.

Damit letztendlich eine erfolgreiche Befruchtung der Eizelle erreicht wird, muss von männlicher Seite her ein ungestörter Ablauf der Spermienbildung im Hoden, ein funktionierender Transport der Spermien durch den Samenleiter sowie eine Erektion und Ejakulation gewährleistet werden.

Fazit

Bei der Planung einer erfolgreichen Schwangerschaft spielt die Ernährung bereits vor der Empfängnis eine sehr wichtige und entscheidende Rolle. Mann und Frau sollten schon vor einer geplanten Schwangerschaft damit beginnen sich **vitalstoffreich** *und* **basenüberschüssig** *zu ernähren. Dazu sollten Stress, Alkohol und Rauchen komplett gemieden werden. Im Vorfeld sind auch eine Darmsanierung und eine Entgiftung sehr zu empfehlen.*

Schwanger – ein Wunsch geht in Erfüllung

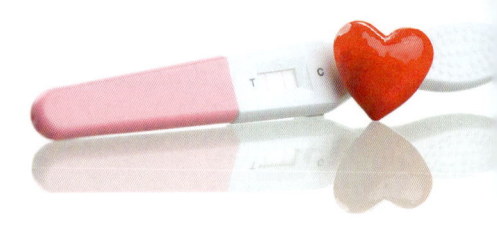

Für die einen ist es schneller gegangen als erwartet und für die anderen haben sich das Warten und die Geduld ausgezahlt, um auf natürliche und gesunde Weise schwanger zu werden. Die Gefühle beider Elternteile beginnen Achterbahn zu fahren. Das war auch bei mir so, einem Vater mit ganz großem Papa-Herz. Als wir damals den positiven Schwangerschaftstest in der Hand hielten, konnte ich mich vor Glück und Freude kaum halten. Es war ein unbeschreibliches Gefühl und ich ging noch Tage später mit Freudentränen im Gesicht durch den Tag.

Ab dem Tag der Empfängnis verändert sich vieles: Man bekommt neue Verpflichtungen und die Verantwortung für ein entstehendes Leben. Von nun an sollte man erst recht auf seine Gesundheit achten und auf diese Weise gleichzeitig dafür sorgen, dass das heranwachsende Kind gleich von Anfang an einen gesunden Start ins Leben bekommt.

Die darauffolgenden Tage werden nicht nur voller Glücksgefühle sein – die Schwangere kann starke emotionale Schwankungen durchlaufen. Diese werden häufig durch hormonelle Umstellungen im Organismus ausgelöst und sind für die meisten Frauen sehr aufwühlend. Der Partner sowie Freunde und Verwandte werden so manches Mal unter den Gefühlswechseln zu leiden haben. Aber weder Partner noch Familie werden lange böse sein, denn derartige Veränderungen der Stimmungslage während einer Schwangerschaft sind völlig normal. Wer das Gefühl hat, dass sich die Stimmungsschwankungen zu sehr auf den Alltag auswirken und diese sich vielleicht sogar zu einer wirklichen Depression entwickeln, sollte unbedingt mit seiner Hebamme darüber sprechen und sich von ihr die nötige Hilfe holen. Die Unterstützung durch eine Hebamme ist jetzt sowieso sehr wichtig. Daher sollten Sie sich zu diesem Zeitpunkt bereits auf die Suche nach einer guten Hebamme machen, denn sie wird von nun an für Sie eine wichtige Begleitung bis weit nach der Geburt ihres Kindes sein. Sie ist viel wichtiger als der Gynäkologe – denn Sie sind schwanger und nicht krank. Ein medizinischer Check beim Gynäkologen ist sicherlich wichtig, um sich die Sicherheit zu holen, dass medizinisch alles im grünen Bereich ist.

Eine Hebamme kann aber auch alle wichtigen Untersuchungen direkt bei Ihnen zu Hause durchführen und hat den Vorteil, dass sie viel besser und persönlicher auf Ihre Situation und Wünsche eingehen kann. Die Begleitung der Schwangerschaft und der Geburt des Kindes sind Sache der Hebamme und nicht die des Arztes. Das soll aber nicht bedeuten, dass ein Gynäkologe ganz fehl am Platz ist. Liegt ein medizinisches Problem vor, dann ist es seine Aufgabe Sie zu behandeln.

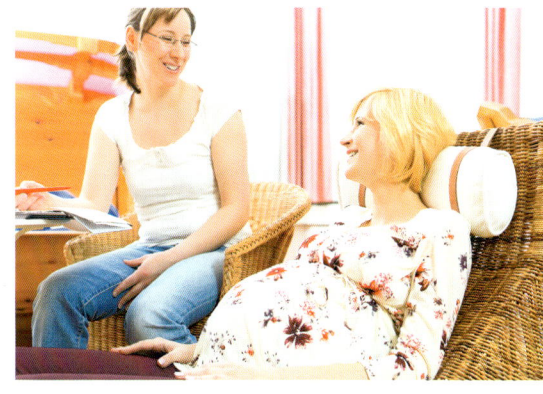

Für den weiblichen Körper stellt die Schwangerschaft eine große Belastung dar. Ab dem Tag der Empfängnis beginnt sich der Organismus auf die Geburt vorzubereiten, was in erster Linie bedeutet, dass sich der Hormonhaushalt umstellt. Es werden nun primär die Hormone Östrogen und Progesteron ausgeschüttet, die die Psyche aus dem Gleichgewicht bringen. Vor allem in den ersten zwölf Schwangerschaftswochen treten Stimmungsschwankungen auf. Während dieser Zeit ist die Umstellung am deutlichsten zu spüren. Danach gewöhnt sich der Körper langsam an die neue hormonelle Konstellation.

Stimmungsschwankungen: Was kann ich dagegen tun?

Ein Patentrezept gegen Stimmungsschwankungen während der Schwangerschaft gibt es leider nicht. Allerdings kann man sie mit Hilfe verschiedener Maßnahmen eindämmen und erträglicher machen. Unkontrollierte Gefühlsschwankungen resultieren aus der hormonellen Umstellung und lassen sich nicht mit Tabletten oder anderen Arzneimitteln beseitigen. Unterstützend können jedoch beruhigende Tees, natürliche Vitalstoffe, welche reich an B-Vitaminen sind, Omega 3 und Vitamin D wirken. Die Einnahme von Nahrungsergänzungsmitteln während der Schwangerschaft sollte vorher unbedingt mit der Hebamme, einem Fachberater für Ernährung in der Schwangerschaft oder dem behandelnden Arzt abgesprochen werden.

Kräutertees mit Lavendel, Melisse oder niedrig dosiertem Baldrian helfen dem Körper dabei, sich zu entspannen und lassen den Geist zur Ruhe kommen. Außerdem ist Ablenkung immer noch das beliebteste Mittel gegen Stimmungsschwankungen. Hier hilft es zum Beispiel etwas Sport zu treiben, shoppen zu gehen oder sich einfach mit einer Freundin zum Quatschen zu verabreden. So bekommen negative Gefühle und Gedanken nicht die Oberhand, weil Sie Ihre Aufmerksamkeit auf andere Dinge richten. Nicht zuletzt gibt es für viele Frauen nichts Schöneres als mit der Einrichtung des Kinderzimmers oder dem Kauf einer Baby-Grundausstattung zu beginnen. Wenn Sie jedoch bemerken, dass Sie häufiger von Stimmungsschwankungen befallen werden, dann sollten Sie sich eine Liste für die grauen Tage zurechtlegen. Auf dieser Liste sollten Sie Ideen notieren, die Ihnen dann dabei helfen, auf andere Gedanken zu kommen. Sollten allerdings zu den Stimmungsschwankungen Appetitlosigkeit, Schlafstörungen oder körperliche Abgeschlagenheit hinzukommen, dann ist auf jeden Fall fachlicher Rat hinzuziehen. In seltenen Fällen gehen die emotionalen Tiefs nämlich zu Depressionen über, bei denen nur ein Facharzt helfen kann. Für alle anderen gilt: Versuchen Sie sich auf Ihr Baby zu freuen und nehmen Sie sich während der Schwangerschaft genügend Zeit für sich selbst. Teilen Sie Ihre Gedanken und Ängste mit und lassen Sie sich bei Stimmungsschwankungen von Ihrem Partner oder von Freunden unterstützen. Versorgen Sie sich außerdem gut mit hochwertigen Vitalstoffen.

Gesunde Schwangerschaft von Anfang an

Eine ausgewogene Ernährung und aktiv sein – das ist in jeder Lebenslage für Ihre Gesundheit sehr wichtig. Die Schwangerschaft ist eine ganz besondere Lebenslage, in der Ihr Körper ganz besondere Bedürfnisse entwickelt, um eine gesunde Schwanger-schaft und somit die gesunde Entwicklung des Ungeborenen zu ermöglichen. Eine vitalstoffreiche Ernährung und ein aktiver Lebensstil sind daher sehr wichtig für die Gesundheit von Mutter und Kind – und das am besten bis über die Schwan-gerschaft hinaus.

Bewegung, Entspannung und vor allem **Ernährung** sind die wichtigsten Einflussfaktoren auf eine gesunde Schwangerschaft. Das Baby isst über die Nabelschnur mit und wird durch regelmäßige Bewegung der Mutter aurei-chend mit Blut und Sauerstoff versorgt. Die wichtigen Themen Bewegung und Entspannung werde ich noch in den letzten beiden Kapiteln behandeln.

Nun aber erst einmal das Thema **»Ernährung in der Schwangerschaft«.**
Als Schwangere werden Sie jetzt häufiger den Satz hören: **»Du musst jetzt für zwei essen.«** Das trifft allerdings nur zum Teil zu und wird daher von vielen Schwangeren falsch verstanden. Sie lassen sich dazu verlocken viel zu viele Kalorien aufzunehmen und legen deswegen auch zu viel an Gewicht zu. Erst in der zweiten Schwangerschaftshälfte steigt der Kalorienmehrbedarf einer Schwangeren an und erhöht sich während der Zeit bis zum Ende der Schwangerschaft gerade mal auf ca. 200 kcal. Das entspricht in etwa einem halben belegten Vollkornbrötchen. Die Aussage, während der Schwangerschaft für zwei essen zu müssen, bezieht sich also nicht auf Kalorien, ergo Fette und Kohlenhydrate, sondern auf Vitalstoffe und Eiweiß.

Alles, was gegessen wird, sollte unbedingt von höchster Qualität und möglichst naturbelassen sein. Die Schwangere sollte sich also eher auf Gemüse, Früchte, hochwertige Öle (Omega-3), Nüsse, Ölsaaten, Hülsenfrüchte und – in gemäßigten Mengen – auf hochwertige tierische Produkte in Bio-Qualität oder aus Weidehaltung konzentrieren. Wenn Kohlenhydrate verzehrt werden, dann am allerbesten in komplexer Form mit niedriger glykämischer Last (z. B. Vollkornprodukte) und reich an Ballaststoffen.

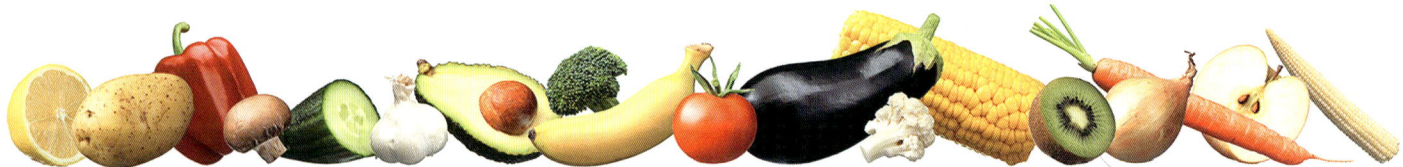

Mikronährstoffe (Vitalstoffe) während der Schwangerschaft

Während der Schwangerschaft bekommt das ungeborene Kind alle Baustoffe für seine Entwicklung direkt von der Mutter geliefert. Daher ist die ausreichende Zufuhr von den lebensnotwendigen Vitalstoffen besonders wichtig für eine gesunde Entwicklung. Ein Vitalstoffmangel kann von der Mutter direkt an das Kind weitergegeben werden. Zu den essenziellen Vitalstoffen gehören ALLE Vitamine, Mineralien und Spurenelemente. Mineralien kann der menschliche Körper nicht selbst herstellen. Spurenelemente sind die Mineralien, welche im Körper nur in sehr geringen Mengen vorkommen.

Der Bedarf an Vitalstoffen steigt während der Schwangerschaft zum Teil erheblich an. Allerdings lassen sich heutzutage nur wenige Vitalstoffe über eine gesunde und ausgewogene Ernährung decken. Die meisten Nährstoffe lassen sich ausschließlich über eine hochwertige natürliche Nahrungsergänzung zuführen.

Gemäß der D-A-CH-Referenzwerte von 2000 besteht während der Schwangerschaft besonders an den folgenden Nährstoffen ein erhöhter Bedarf: Vitamin A, Vitamin B1, B2, B3, B6, Folsäure B9, Vitamin B12, Vitamin D, Vitamin C, Vitamin E, Phosphor, Eisen, Jod und Zink. Hierzu sollte allerdings gesagt werden, dass die Nährstoffempfehlungen der Ernährungsgesellschaften nur für weite Bevölkerungsgruppen repräsentativ sind und sich an

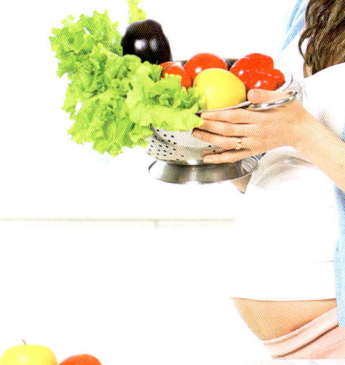

gesunde Personen mit vollen Nährstoffspeichern richten. Welche Menge der jeweiligen Nähstoffe die Schwangere tatsächlich jeden Tag zu sich nehmen sollte, hängt sowohl von ihrer Ausgangssituation als auch ihren Lebensumständen ab. Die Angaben in der folgenden Grafik sind Angaben gemäß D-A-CH und zeigen den gestiegenen Mehrbedarf einer Schwangeren, die bereits einen gefüllten Nährstoffspeicher hat. Viele Schwangere waren aber bereits vor der Schwangerschaft mit Vitalstoffen unterversorgt und sollten daher die Zufuhr in Absprache mit einem qualifizierten Ernährungsberater für Schwangerschaft oder ihrer Hebamme unbedingt erhöhen.

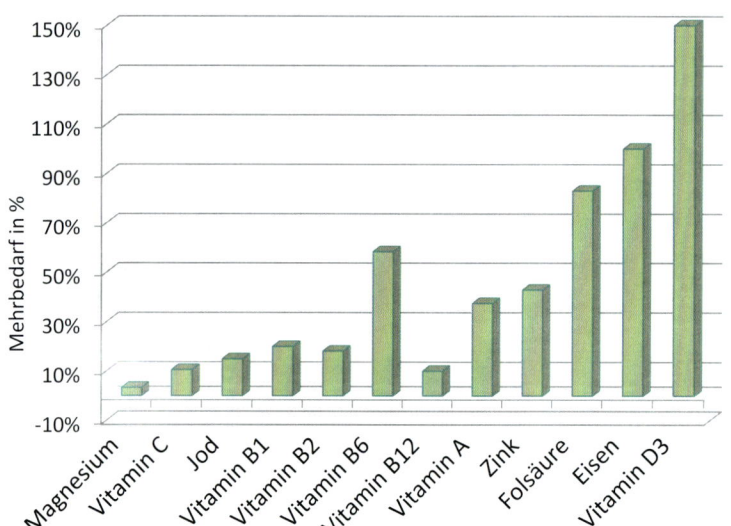

Eins kann man aber gewiss sagen: um auf der sicheren Seite zu sein und einer Unterversorgung vorzubeugen, sollte man die empfohlene Tagesversorgung – die für eine gesunde nichtschwangere Frau gilt – verdoppeln. Damit ist dann immerhin eine gute Basisversorgung gewährleistet.

Ausschließlich ein Folsäure- und Eisenpräparat zu nehmen, wie es in der Regel verordnet wird, bringt im Prinzip nichts, da hier Synergie und Bioverfügbarkeit fehlen.

Das wäre so, wie wenn Sie an ihrem Auto nur ein Rad montieren würden – Sie könnten damit ja auch nicht fahren.

Oft kommt auch die Frage auf, ob man Vitalstoffe überdosieren kann, und viele lassen sich von Aussagen verunsichern, wie beispielsweise eine zu hohe Zufuhr könne schaden. Nun, um das korrekt beantworten zu können, muss vorneweg eine Sache geklärt werden: Bei Vitalstoffen aus natürlichen Quellen – egal ob als große Menge aus Obst und Gemüse oder als natürliches Vitalstoffkonzentrat – sind bisher keine negativen Auswirkungen aufgetreten bzw. bekannt. Stammen die Vitalstoffe jedoch aus rein künstlichen und isolierten Quellen, dann kann es, wie schon einige Studien gezeigt haben, zu negativen Wirkungen kommen. Es kommt also auf die Qualität und die Quelle an, ob etwas eine gesundheitsfördernde oder eine schädliche Wirkung haben kann. Mehr dazu erfahren Sie im Buch **»Risikofaktor Vitaminmangel«** vom Medizinjournalist Andreas Jopp. Darin wird die Notwendigkeit und Sicherheit von Vitalstoffen und Nahrungsergänzungen aus wissenschaftlicher Sicht dargestellt.

Da der Fötus durch sein schnelles Wachstum sehr empfindlich auf eine ungenügende Vitalstoffzufuhr reagiert – selbst wenn bei der Mutter noch kein Mangel erkennbar ist – sollte eine generelle physiologische Vitalstoffzufuhr für Schwangere je nach Lebensumständen erwogen werden.

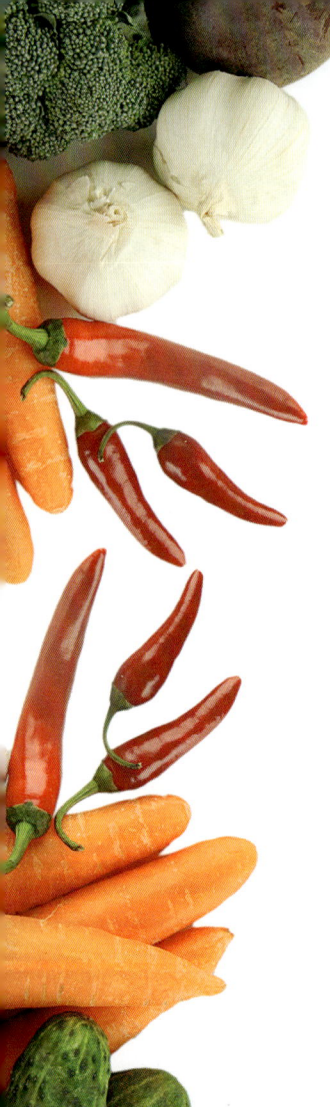

Aufgaben der einzelnen Vitalstoffe in der Schwangerschaft

Vitamin A – Kein Vitamin wird im Verlauf der Schwangerschaft so gefürchtet wie Vitamin A. Das liegt daran, dass Schwangeren basierend auf einer falsch dargestellten Tatsache Angst gemacht wird und diese daraufhin sehr verunsichert sind. Das hat zur Folge, dass sie dieses so wichtige Vitamin meiden. Vitamin A ist am Hormonstoffwechsel, an der Blutbildung und an der Entwicklung des Immunsystems beteiligt und unterstützt die Rezeptoren, die Organe und das Neuralrohr des Embryos. Auch die Lungenreifung und das Wachstum von Knochen sowie Schleimhäuten benötigen eine ausreichende Vitamin-A-Versorgung. Sogar bei der Entwicklung und der Funktion der Plazenta ist dieser Vitalstoff bedeutend beteiligt.

Der Tagesbedarf einer Nichtschwangeren an Vitamin A liegt bei mindestens 0,8 mg Retinoläquivalent – alles, was darunter liegt, würde bereits bei einer Nichtschwangeren einen latenten Mangel hervorrufen. Die Mindestzufuhr bei Schwangeren sollte bei 1,1 mg (D-A-CH 2000) liegen. Nach Angaben von Ernährungsmedizinern ist mit Symptomen einer Überdosierung von Vitamin A ab etwa 8,0 mg (8000 µg) zu rechnen. Jedoch gibt es dazu keine zuverlässigen und neutralen Studien, und die meisten Angaben und Warnungen beruhen lediglich auf Vermutungen. Um eine mögliche Überdosierung zu vermeiden, wird die Zufuhr von Vitamin A in Form von Beta-Carotin (Provitamin A) empfohlen, da Beta-Carotin eine Vorstufe von Vitamin A ist, also zeitlich verzögert nach und nach vom Körper in Vitamin A umgewandelt wird. Prof.

Hans-Konrad Biesalski von der Universität Hohenheim in Stuttgart sagte bei einem unserer Experten-treffen folgendes zum Thema Vitamin A und Beta-Carotin: »Wir müssen uns nicht vor zu viel Beta-Carotin schützen, sondern vielmehr vor zu wenig! Beta-Carotin aus Lebensmitteln, angereicherten Säften oder angemessen dosierten Supplementen können wir als sicher ansehen.«

Wenn Sie nun reichlich Obst und Gemüse essen, welches reich an Beta-Carotin ist, und dazu vita-min-A-haltige tierische Lebensmittel, wie **Aal, Thunfisch, Kaviar und Butter** verzehren, und zusätzlich ein möglichst natürliches Vitalstoffkonzentrat mit einer Dosierung von 800 µg Vitamin A einnehmen, welches aufgeteilt ist in 750 µg Vitamin A Retinylacetat und 50 µg Beta-Carotin, dann sind Sie optimal versorgt und auf der sicheren Seite. Eine mögliche Überdosierung, vor der oft aus Unwissenheit gewarnt wird, ist über die normale Ernährung und eine wie oben beschriebene Nahrungsergänzung ausgeschlos-sen. Die einzigen Vitamin-A-haltigen Lebensmittel, die Sie meiden sollten, sind Leberwurst und andere Wurstwaren, die tierische Organe enthalten. Grund ist nicht nur der hohe Vitamin-A-Gehalt, sondern die Tat-sache, dass die Leber – wie beim Menschen auch – ein Ent-giftungsorgan ist, und somit einen hohen Gehalt an gespei-cherten Giftstoffen enthalten kann. Ein Verzehr könnte zu Entwicklungsstörungen und Fehlgeburten führen.

Beta-Carotin-haltige Lebensmittel, vor allem Obst und Gemüse, können bedenkenlos auch in größeren Mengen gegessen werden.

Die falsche Aufklärung der Bevölkerung hinsichtlich Bedarf und Nutzen von Vitalstoffen, wie beispielsweise Beta-Carotin und Vitamin A, sowie Vitaminen allgemein, wird oft verursacht durch journalistisch tätige Ernährungswissenschaftler. Die in Deutschland in diesem Zusammenhang dominierende Sensationsberichterstattung, die im Fall von Beta-Carotin meistens vor der Verwendung von Supplementen im Allgemeinen warnt – ohne Einschränkung auf Risikogruppe oder Dosierung – führt dazu, dass viele Menschen unnötig verunsichert und verängstigt werden.

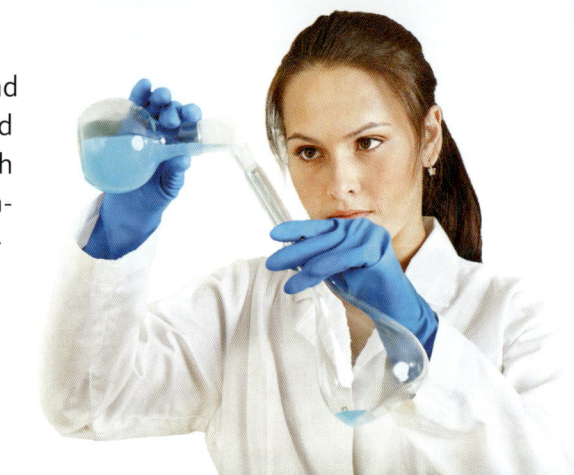

Für immer wiederkehrende Schreckensmeldungen über Gefahren, die angeblich von Vitaminen ausgehen, sind letztendlich diejenigen Forscher verantwortlich, die zunehmend versuchen durch spektakuläre Theorien (die ohne jede Beweisführung rein auf fehlerhaften Beobachtungsstudien oder Reagenzglasversuchen beruhen) eine Publikation zu erreichen.

> *Die jüngste Nationale Verzehrsstudie NVS II hat gezeigt, dass ein großer Teil der Deutschen zu wenig reines Vitamin A mit der Nahrung zu sich nimmt. »Bis zu 70 Prozent der Vitamin-A-Versorgung in Deutschland müssen daher über Beta-Carotin sicher gestellt werden«.*
>
> ***Prof. Hans-Konrad Biesalski von der Universität Hohenheim.***

Vitamin D – Auch bei diesem Vitamin besteht ein enormer Mehrbedarf während der Schwangerschaft. Der kann schnell eineinhalbmal so hoch sein wie bei einer Nichtschwangeren. Untersuchungen haben gezeigt, dass ein Vitamin-D-Mangel der Mutter während der Schwangerschaft für das Kind gravierende Folgen haben kann. So kann er das Risiko für Multiple Sklerose, Schwangerschaftsdiabetes, Frühgeburten, Bluthochdruck, schlechten Knochenaufbau, Lungenerkrankungen und Infektionen erhöhen.

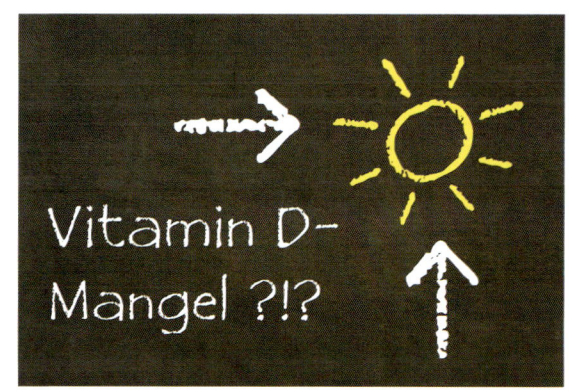

Studien, wie die von der Universität Gießen, belegen eindeutig, dass es während der Schwangerschaft einen Vitamin-D-Mangel gibt. Jene ist eine Studie mit 261 Schwangeren und 328 Neugeborenen , durchgeführt von Prof. Dr. Clemens Kunz und seiner Arbeitsgruppe am Institut für Ernährungswissenschaft der Justus-Liebig-Universität Gießen (JLU) zusammen mit Dr. Peter Gilbert und seinem Team vom Gießener St. Josefs Krankenhaus, die 2013 im »British Journal of Nutrition« veröffentlicht wurde.

Ganze 98 Prozent der untersuchten Schwangeren hatten während der Wintermonate einen Vitamin-D-Status, der unterhalb der von der Deutschen Gesellschaft für Ernährung (DGE) empfohlenen Versorgung lag. Doch auch im Sommer, wenn aufgrund der Sonneneinstrahlung Vitamin D in der Haut gebildet werden kann, waren die Werte häufig viel zu niedrig. Daher ist die zusätzliche Aufnahme von Vitamin D über ein entsprechendes Präparat erforderlich.

Allerdings tritt auch hier wegen unkorrekter Aussagen schnell Verunsicherung auf. Prof. Kunz sagt dazu auch: »Die Umsetzung im Alltag ist jedoch nicht einfach, da in den Beipackzetteln der Vitamin D-Tabletten häufig vor einer zu hohen Zufuhr in der Schwangerschaft gewarnt wird. Hier sind die zuständigen Zulassungsbehörden gefordert: ›Ohne Änderung der Vorschriften ist ein besserer Vitamin D-Status und damit ein geringeres Risiko für Schwangere und deren Kinder kaum zu erreichen.‹« Eine Überdosierung sei nicht zu befürchten: »Vitamin D, entweder als Tablette zugeführt oder in der Haut produziert, ist nicht als solches wirksam. Die aktive Form wird vom Körper daraus selbst erst in der Leber und Niere hergestellt – aber nur dann, wenn tatsächlich ein Bedarf besteht. Ist das nicht der Fall, dann bleibt Vitamin D inaktiv, wird im Körper abgebaut und wieder ausgeschieden.«

Fazit

Ausreichend Vitamin D während der Gravidität wirkt sich positiv auf das Wohlergehen von Mutter und Kind aus. Deshalb empfiehlt es sich, während der Schwangerschaft auf die Einnahme von Vitamin D zu achten.

Experten raten den Vitamin-D-Spiegel ermitteln zu lassen. Die entsprechende Untersuchung nimmt der Arzt vor. Die Bestimmung des Vitamin-D-Haushalts gilt nicht als Bestandteil eines herkömmlichen Gesundheits-Checks, weshalb viele Menschen nicht wissen, wie hoch ihr Vitamin-D-Spiegel tatsächlich ist. Der Arzt bespricht mit der schwangeren Frau ausgehend von den diagnostizierten Werten, ob Bedarf an erhöhenden Maßnahmen besteht.

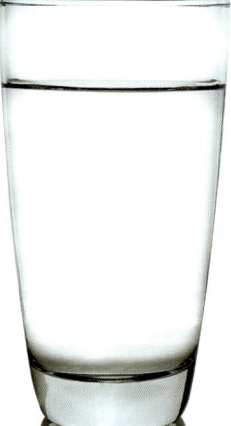

Eisen – Laut D-A-CH erhöht sich der Eisenbedarf einer Schwangeren im Vergleich zu einer Nichtschwangeren um ganze 100 Prozent. Dieser Mehrbedarf entsteht in erster Linie durch das größere Blutvolumen der Mutter, welches für die Ausbildung der Plazenta (Mutterkuchen) und natürlich für das Wachstum des Kindes essenziell ist. Ein Eisenmangel kann daher zu einem niedrigen Geburtsgewicht und zu einer Frühgeburt führen.

Allerdings ist es sehr schwierig diesen erhöhten Eisenbedarf allein durch die Ernährung zu decken. »Um die erforderliche Eisenmenge über die Nahrung aufzunehmen, müsste die Schwangere ca. 5000–8000 kcal essen«, sagt Privatdozent Dr. Peter Nielsen vom Universitätsklinikum Hamburg-Eppendorf. Das hätte zur Folge, dass die Schwangere starkes Übergewicht bekommen würde und so sich und die Gesundheit ihres Kindes gefährdet.

Laut Berechnungen der ihr vorliegenden Studien tritt bei fast 50 Prozent der Schwangerschaften ein Eisenmangel auf. Bei ca. 10 Prozent der Schwangeren kommt sogar »die Eisenmangel-Anämie«, die schwere Form des Eisenmangels, vor. Wissenschaftliche Untersuchungen zeigen darüber hinaus, dass eigentlich schon viel früher Handlungsbedarf zur Eisensubstitution

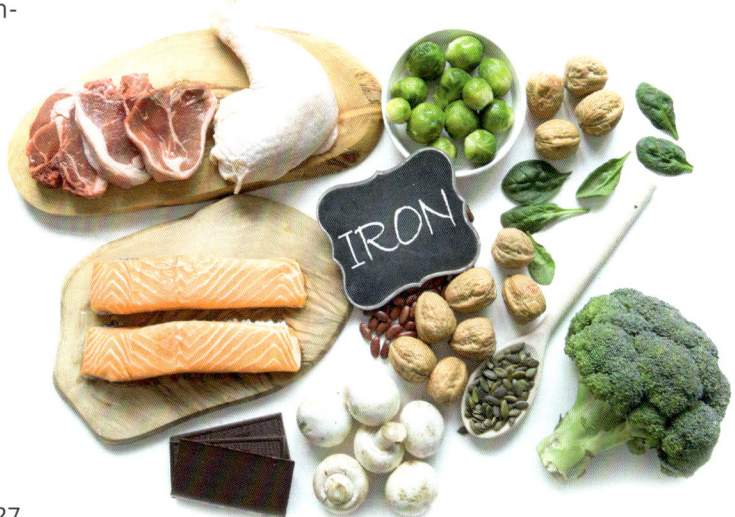

besteht: bereits 22 Prozent der Frauen bringen einen Eisenmangel, etwa vier Prozent eine schwere Eisenmangel-Anämie mit in die Schwangerschaft. Allerdings sollte man von einer prophylaktischen Einnahme zusätzlicher Eisenpräparate Abstand nehmen. Erst wenn tatsächlich ein Eisenmangel festgestellt wurde, dann sollte anhand der ermittelten Werte die entsprechende zuzuführende Menge festgelegt werden. Zur Ermittlung der Eisenwerte werden allerdings leider in erster Linie sogenannte Konzentrationsmessungen angewandt, welche in der Bewertung sehr unsicher bzw. ungenau sind.

Das hängt damit zusammen, dass das gesamte flüssige Volumen ansteigt, sodass Konzentrationsmessungen logischerweise abnehmen ohne dass unbedingt ein »Mangel« vorliegt. Zur Klärung helfen zwei weitere Untersuchungsparameter: Der Hämatokrit-Wert (Hkt) auf der einen Seite besagt das Verhältnis der festen Zellbestandteile zu dem gesamten Volumen und sinkt zum Ende der Schwangerschaft ab (Verdünnung!). Diese Entwicklung ist sinnvoll, weil so der Durchströmungsdruck (Perfusionsdruck) im Mutterkuchen gegen Ende der Schwangerschaft aufrechterhalten werden kann. Am Geburtstermin ist ein Wiederanstieg des Hb-Wertes, des anderen wichtigen Parameters, über 12,0 g/% und damit die Zunahme der Konzentration im Blut ein eher ungünstiges Zeichen.

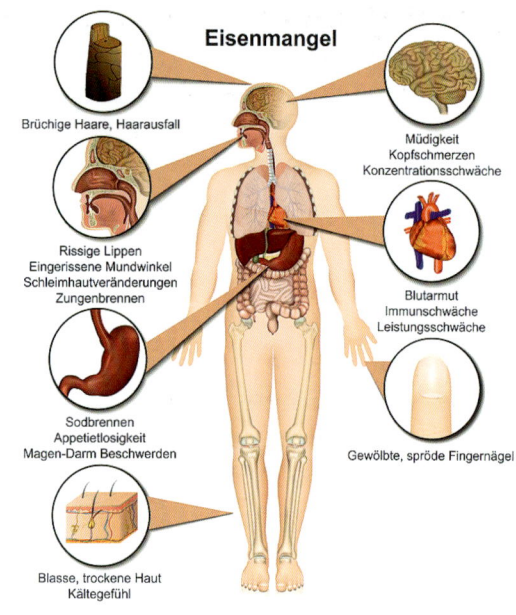

Eisenmangel

Brüchige Haare, Haarausfall

Rissige Lippen
Eingerissene Mundwinkel
Schleimhautveränderungen
Zungenbrennen

Sodbrennen
Appetietlosigkeit
Magen-Darm Beschwerden

Blasse, trockene Haut
Kältegefühl

Müdigkeit
Kopfschmerzen
Konzentrationsschwäche

Blutarmut
Immunschwäche
Leistungsschwäche

Gewölbte, spröde Fingernägel

Der Hb-Normalwert einer Nichtschwangeren liegt zwischen 12–16 g/%. In der Schwangerschaft sinkt er auf einen Wert zwischen 10,5 und 12 ab. Liegt der Wert unter 10 g/%, so kann von einem Eisenmangel ausgegangen werden. Der nächste Wert ermöglicht es genauer hinzusehen, der MCH-Wert (mittlere Konzentration an Hämoglobin pro einzelnem Erythrocyt = »rotes Blutkörperchen«). Er beschreibt die durchschnittliche Beladung des roten Blutkörperchens mit rotem Blutfarbstoff und beantwortet bei Blutverdünnung die Frage, ob denn nun in der Zelle definitiv ein Mangel vorliegt. Bestünde wirklich ein Eisenmangel, so würde auch der MCH-Wert abfallen. Der Normalwert liegt zwischen 28–34 pg/Zelle.

Sollte tatsächlich ein Eisenpräparat eingenommen werden, dann ist von einem einfachen Einzelpräparat abzuraten, denn solche Einzelpräparate besitzen eine sehr schlechte Bioverfügbarkeit und können zu Verstopfung und Darmproblemen führen. Empfehlenswert ist daher die Einnahme eines Kombipräparats, in dem das Eisen als Eisen-Bisglycinat vorliegt. Das Eisen-Bisglycinat ist eine Eisen-Amminosäurebindung und wird aufgrund ihrer Doppelbindung im Darm auf besondere Weise transportiert, ist frei von Nebenwirkungen und sehr wirksam. Zur besseren Aufnahme sollten zusätzlich Vitamin C und sekundäre Pflanzenstoffe enthalten sein und, ganz wichtig, noch Vitamin B12 – denn B12 wird für die Reifung der roten Blutkörperchen benötigt.

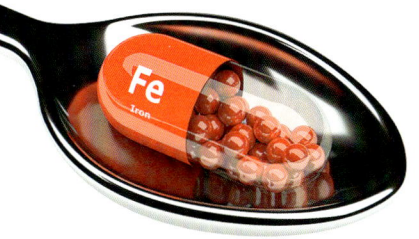

Tipp

Ein gutes bioverfügbares und vor allem verträgliches Eisenpräparat sollte pro Pressling wie folgt zusammengesetzt sein: **Vitamin C 130 mg, Folsäure 100 µg, Vitamin B12 25 µg, Eisen 15 mg (Eisen-Bisglycinat)** sowie eine **Enzymkonzentratmischung** aus Obst und Gemüse.

Folsäure – Sie ist wasserlöslich und gehört zur Gruppe der B-Vitamine. Vereinzelt wird sie auch als Vitamin B9 oder Vitamin B11 bezeichnet, noch seltener ist der Name Vitamin M. Der menschliche Körper kann sie nicht selbst herstellen und muss sie deshalb über die Nahrung aufnehmen. Im Körper spielt Folsäure bei Wachstumsprozessen und der Zellteilung eine Rolle. Da sich die Blut bildenden Zellen im Knochenmark sehr häufig teilen, ist eine ausreichende Versorgung mit diesem Vitamin essenziell für die Blutbildung.

Die Deutsche Gesellschaft für Ernährung (DGE) empfiehlt Erwachsenen täglich mindestens 400 μg Folsäure zuzuführen. Eine entsprechende Folsäurezufuhr wird jedoch durch die heute in Deutschland übliche Kost kaum erreicht.

Besonders kritisch ist die Folatversorgung während der Schwangerschaft, denn der Folsäurebedarf steigt in dieser Zeit infolge der Vergrößerung des Uterus, der Anlage der Plazenta, der Zunahme der mütterlichen Erythrozytenzahl sowie des embryonalen Wachstums um 75 Prozent an – gemessen an den geltenden Zufuhrempfehlungen gemäß D-A-CH. Die DGE empfiehlt schwangeren ebenso wie stillenden Frauen eine erhöhte Folsäureaufnahme von täglich mindestens 600 μg. Verschiedene Studien *(beispielsweise Moore, LC. et al: Epidemiology: Folate Intake and the Risk of Neural Tube Defects: An Estimation of Dose-Response. 14:200-205, 2003)* bestätigen einen Zusammenhang zwischen dem Auftreten von Neuralrohrdefekten und der Folatversorgung schwangerer Frauen. Die Ausbildung des Neuralrohrs beginnt ungefähr in der dritten Schwangerschaftswoche und ist bereits eine Woche später vollständig abgeschlossen. Als häufigste Fehlbildung des zentralen Nervensystems gilt das unzureichende bzw. fehlende Schließen des Neuralrohrs. Das klinische Bild des Neuralrohrdefektes äußert sich in Form einer Spina bifida (offener Rücken) oder einer Anancephalie (teilweises oder komplettes Fehlen des Großhirns). Diese Fehlbildungen führen zu schwerwiegenden Behinderungen und häufig zum Tod.

Durch die Gabe von Folsäure vor der Schwangerschaft und in den ersten Schwangerschaftswochen kann das Risiko für einen Neuralrohrdefekt um 50 bis zu 70 Prozent gesenkt werden. Die Risikoreduktion korreliert eindeutig mit der Menge der zusätzlich aufgenommenen Folsäure. Eine der Ursachen für den Zusammenhang zwischen Neuralrohrdefekten und Folsäure könnte sein, dass die neurotoxische Substanz Homocystein durch den Folsäuremangel nicht abgebaut wird und fruchtschädigend wirkt. Ebenfalls einen senkenden Einfluss auf den Homocysteinspiegel haben Vitamin B6 und Vitamin B12.

Um sich gut mit Folsäure zu versorgen, sollten Sie reichlich grünes Blattgemüse und Kräuter essen. Dazu sollten Sie ein Vitalstoffkonzentrat einnehmen, in dem alle für die Schwangerschaft wichtigen Vitalstoffe enthalten sind, denn darin ist dann automatisch eine bioverfügbare Form der Folsäure enthalten.

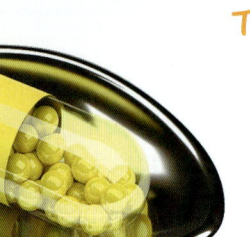

Tipp

Folsäure wird oft als Einzelpräparat verschrieben, welches jedoch keine gute Bioverfügbarkeit hat. Folsäure muss im Körper in das aktive Folat umgewandelt werden. Das gelingt am besten, wenn sie in Kombination mit allen B-Vitaminen und sekundären Pflanzenstoffen zugeführt wird.

Wenn Sie ein Vitalstoffkonzentrat wählen, das aus über 35 verschiedenen Obst- und Gemüsesorten und dazu über 20 verschiedenen Kräutern besteht, und welches sekundäre Pflanzenstoffe und Enzyme enthält, dann sind Sie nicht nur bestens mit hochwertiger und vor allem bioverfügbarer Folsäure versorgt, sondern auch mit allen anderen notwendigen Vitalstoffen. Ideal ist, wenn Sie über diese hochwertige Ergänzung gleichzeitig wichtige Ballaststoffe, sowie Probiotika zu sich nehmen, die dafür sorgen, dass Sie eine gesunde Darmfunktion und ein vollständig intaktes Immunsystem haben. Denn im Darm sind ca. 80 Prozent unserer Antikörper angesiedelt. Sobald diese 80 Prozent durch eine gestörte Darmfunktion und eine nicht intakte Darmflora inaktiv sind, fehlt Ihnen ein großer Teil Ihres Immunsystems. Und das ist gerade für Sie als Schwangere sehr wichtig, denn damit schützen Sie nicht nur sich, sondern auch Ihr Kind.

> *Der mütterliche Ernährungszustand vor und während der Schwangerschaft sowie in der Stillzeit ist ein entscheidender Faktor für die Gesundheit von Mutter und Kind (Bergmann 1997).*

Makronährstoffe während der Schwangerschaft

Zu den Makronährstoffen zählen Kohlenhydrate, Eiweiße und Fette.

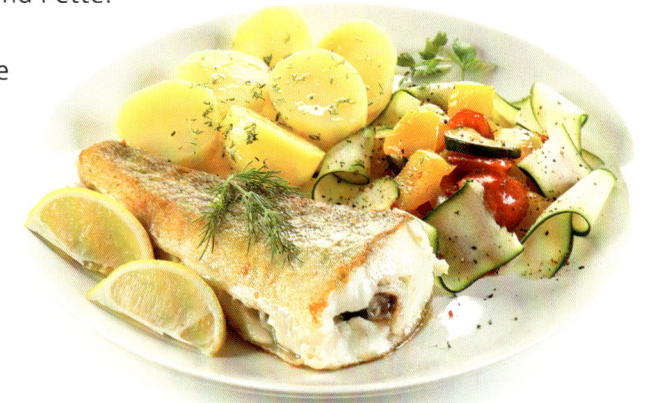

Auch hier gilt: »Qualität statt Quantität«. Da Schwangere oft davon ausgehen, dass sie für zwei essen müssen, nehmen sie durch die zu hohe Anzahl an zugeführten Kalorien rapide zu viel an Gewicht zu und bekommen somit einen zu hohen Körperfettanteil. Das kann sich auch negativ auf die Entwicklung des Kindes auswirken und sogar das Risiko für Kindersterblichkeit erhöhen. Außerdem kann das Kind später ebenfalls zu Übergewicht neigen.

Die folgende Studie zeigt einmal mehr, welche Risiken ein zu hohes Gewicht während der Schwangerschaft mit sich bringt. Für diese Forschungsarbeit werteten schwedische und US-amerikanische Wissenschaftler Daten des schwedischen Geburtsregisters aus. 1,85 Millionen Fälle aus den Jahren 1992 bis 2010 wurden überprüft. Während dieser Zeitspanne starben 5428 Babys innerhalb des ersten Lebensjahres. Das entspricht in etwa 2,9 Todesfällen pro 1000 Lebendgeburten. Laut den Forschern sind elf Prozent aller Todesfälle auf Übergewicht der Mutter während der Geburt zurückzuführen. Je höher das Gewicht, sprich je fettleibiger die Mutter, desto höher das Risiko. Während es unter Frauen mit Normalgewicht zu 2,4 Todesfällen pro 1000 Geburten kam, lag der Wert bei adipösen Frauen bei 5,8.

Die häufigsten Todesursachen waren Sauerstoffmangel (Hypoxie), Fehlbildungen und Erkrankungen, wie beispielsweise bakterielle Infektionen bei Frühchen. Mit einbezogen in die Studie wurde auch der sozioökonomische Status der Frauen, der Bildungsgrad und ob sie Raucherinnen waren. Der an der Studie beteiligte Forscher Stefan Johansson sagt: »Unsere Forschungen zeigen, dass das Risiko für Sterblichkeit und Fehlbildungen der Kinder steigt, wenn die Mutter übergewichtig ist«. Die Studie zeigt einmal mehr, wie wichtig eine Normalisierung des Körpergewichtes für die Gesundheit ist – nicht nur für die werdende Mutter, sondern gerade auch für das ungeborene Kind.

Idealerweise sollten übergewichtige Frauen schon vor einer (geplanten) Schwangerschaft eine Gewichtsreduktion anstreben, denn gerade starkes Übergewicht während der Frühschwangerschaft erhöht das Risiko für kindliche Fehlbildungen. Frauen, die sich erst während der neun Monate für einen gesünderen Lebensstil entscheiden, können beruhigt sein: Studien zufolge fügt eine sanfte Änderung des Lebensstils Ungeborenen keinen Schaden zu. Abzuraten ist allerdings von Diäten und Abnehmprogrammen während der Schwangerschaft, da es dabei schnell zu einer erheblichen Unterversorgung des Ungeborenen mit wichtigen Nährstoffen kommen kann.

Für die Planung der passenden kalorischen Ernährung einer Schwangeren sollte zu Beginn der Schwangerschaft das Gewicht und der Körperfettanteil genau ermittelt werden. Das ist wichtig, um genau die richtige Menge an Kalorien zuführen zu können. Die Ermittlung sollten Sie am besten von Ihrer Hebamme oder von einem Ernährungsberater durchführen lassen.

Genauso wie Vitalstoffe haben auch die einzelnen Makronährstoffe wichtige Aufgaben zu erfüllen. Elementar ist das richtige Verhältnis der einzelnen Makronährstoffe prozentual zueinander, aber auch ihre Qualität. Laut der DGE sollte unsere Nahrung zu etwa 55 Prozent aus Kohlenhydraten, zu 30 Prozent aus Fett und zu 15 Prozent aus Eiweiß bestehen. Allerdings ist diese Empfehlung längst überholt. Erwiesenermaßen optimal sind 30 Prozent Kohlenhydrate, 40 Prozent Fett und 30 Prozent Eiweiß.

Kohlenhydrate – Sie führen dem Körper Energie zu, was vor allem im Verlauf der Schwangerschaft sehr wichtig ist, da auch das ungeborene Baby Energie braucht, um sich zu entwickeln.
Die richtige Wahl der Lebensmittel ist entscheidend, um Sie und Ihr Baby optimal mit Kohlenhydraten zu versorgen. Hier sollten Sie aber sehr genau darauf achten, welche Lebens- und Nahrungsmittel Sie wählen. Einfache Kohlenhydrate, die aus Weißmehl, Süßigkeiten und Zucker, weißem Reis und Nudeln stammen, sollten mit großer Zurückhaltung verzehrt werden, denn sie können auf Dauer – wie bei jedem Menschen – zu Übergewicht führen und Diabetes fördern.

Besonders viele und vor allem hochwertige komplexe Kohlenhydrate sind in Obst, Gemüse, Kartoffeln, Vollkornprodukten und Naturreis enthalten. Komplexe Kohlenhydrate haben den Vorteil, dass sie langsamer verstoffwechselt werden und den Blutzuckerspiegel kaum ansteigen lassen. Sie machen satt und liefern in der Regel viele Nährstoffe. Das macht sie zu den gesündesten Kohlenhydratlieferanten überhaupt. Die Auswahl an gesunden Kohlenhydratlieferanten ist sehr groß. Nehmen Sie sich eine Liste von Lebensmitteln zur Hand, auf der die Lebensmittel nach ihrer glykämischen Last eingeteilt sind. Sie können alle Lebens- und Nahrungsmittel wählen, deren Wert unter 25 liegt.

FASTFOOD

Von **Fastfood** und **Fertiggerichten** sollten Sie generell Abstand nehmen, da diese neben den ungünstigen Kohlenhydraten auch noch viele bedenkliche künstliche Zusatzstoffe enthalten, die neben Stoffwechselstörungen und Allergien auch zu Entwicklungsstörungen des ungeborenen Kindes führen können.

Die Lebens- und Nahrungsmittel sollten ebenfalls reich an Ballaststoffen sein. Denn Ballaststoffe sorgen dafür, dass Kohlenhydrate langsam aufgenommen werden und so den Blutzuckerspiegel stabil halten. Auch unterstützen sie die Verdauung und sorgen für eine gute Darmfunktion.

Gewichtsfreundliche Kohlenhydratquellen	Gewichtsunfreundliche Kohlenhydratquellen
• Obst und Gemüse (frisch oder tiefgefroren) • ungeschwefeltes Trockenobst • Kartoffeln • Süßkartoffeln • Wild- und Naturreis • Mais • Hirse • Amaranth • Polenta • Hafer • Dinkelvollkorn • Hülsenfrüchte	• Süßwaren • Energieriegel • Softgetränke (Cola und Limonaden) • Teigwaren • Kuchen und Torten • Weißmehlprodukte • weißer Reis • Konfitüren • Nuss-Nougat-Aufstriche • Kekse • Eiscreme • Obst aus Konserven (meist mit Zuckerzusatz) • Säfte

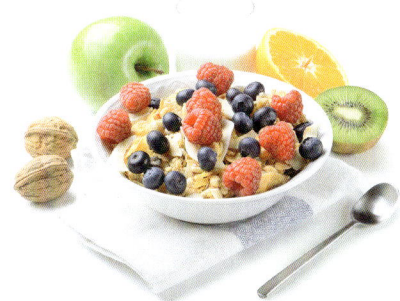

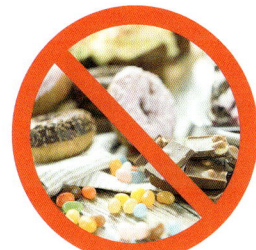

Eiweiß (Protein) – Es ist die Grundsubstanz jeder Zelle und daher ein wichtiger Baustein aller menschlichen Zellen. Außerdem ist Eiweiß Bestandteil von Muskeln, Organen, Blut, Haut, Enzymen und Hormonen. Da für das Wachstum des Embryos viel hochwertiges Eiweiß benötigt wird, steigt der Eiweißbedarf während der Schwangerschaft deutlich an.

Damit sowohl die Mutter als auch das Kind Eiweiß aus der Nahrung optimal für den Aufbau von körpereigenem Eiweiß nutzen können, sollte sich die werdende Mama sowohl von pflanzlichem als auch von tierischem Eiweiß ernähren. Tierische Proteine sind besonders wertvoll, da ihr Aufbau dem des menschlichen körpereigenen Protein gleicht. Das soll aber nicht heißen, dass die Zufuhr von rein pflanzlichem Eiweiß nicht gut sei. Man kann seinem Körper auch mit einer Kombination vieler pflanzlicher Quellen sehr gutes und vor allem hochbioverfügbares Eiweiß mit allen wichtigen Aminosäuren zur Verfügung stellen. Eine ideale Eiweiß-Kombination ist beispielsweise **Erbsenprotein** zusammen mit **braunem Reisprotein**.

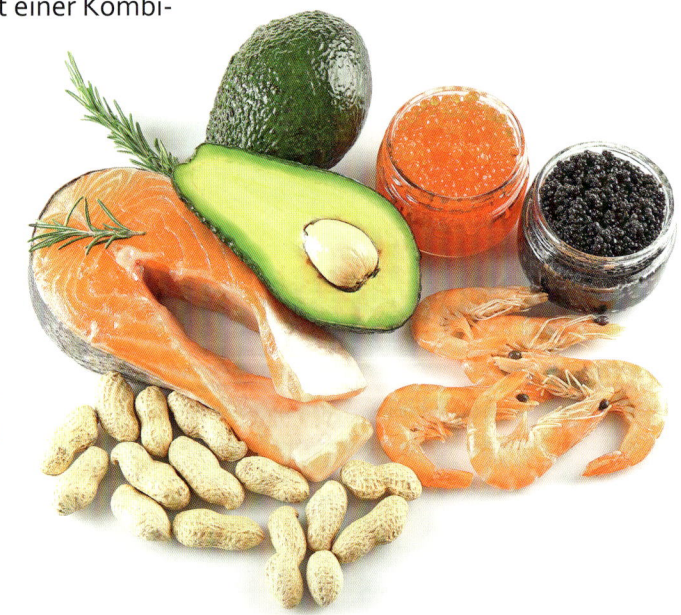

Wer ausschließlich auf pflanzliche Quellen setzen möchte, der sollte vor allem sogenannte vollständige Eiweißquellen wählen. Vollständig bedeutet, dass alle wichtigen Aminosäuren vorhanden sind, was bei unvollständigen Eiweißquellen nicht der Fall ist. Wenn man sich nun für unvollständige

Quellen entscheiden sollte, ist es aus diesem Grund wichtig diese sinnvoll miteinander zu kombinieren, um so daraus eine vollständige Eiweißquelle zu erhalten. »Unvollständigkeit« sollte man also keinesfalls mit »Minderwertigkeit« verwechseln. Denn durch die richtige Kombination können hochwertige Eiweißkombis geschaffen werden.

Vollständige pflanzliche Eiweißquellen		Unvollständige pflanzliche Eiweißquellen	
Eiweißgehalt pro 100 g		Eiweißgehalt pro 100 g	
• Spirulina	57 g	• Erdnüsse	25 g
• Hanfsamen	37 g	• Kürbiskerne	24 g
• Chiasamen	16 g	• Leinsamen	24 g
• Tofu	16 g	• Pinienkerne	24 g
• Quinoa	14 g	• Linsen	24 g
• Sojabohnen	11 g	• Kidneybohnen	22 g
• Buchweizen	9 g	• Sonnenblumenkerne	22 g
• Sojajoghurt	4 g	• Mandeln (nicht die bitteren)	19 g
• Sojamilch	3 g	• Walnüsse	14 g
		• Paranüsse	14 g
		• Amaranth	13 g
		• Haferflocken	13 g
		• Haselnüsse	12 g
		• Weiße Bohnen	9 g
		• Erbsen	7 g

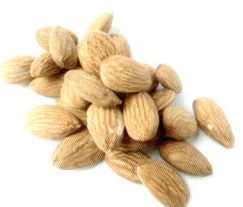

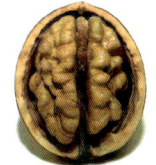

Wie Adam Watkins von der Universität Southampton, England, und seine Kollegen vor kurzem erkannt haben, beeinflusst die ungesunde Ernährung der Mutter sogar schon vor der Empfängnis die Gesundheit des Babys. Sogar noch wenn sich das Ei zu entwickeln beginnt, kann es von vorigen mütterlichen Ernährungsmängeln negativ beeinflusst werden. Ein niedriger Eiweißgehalt in der Nahrung ist offenbar schädlich.

Wie viele Proteine braucht denn nun eine Schwangere? Auch hierzu gibt es keinerlei klare wissenschaftliche Erkenntnisse, es gibt lediglich Empfehlungen als Richtwerte. Ab dem vierten Schwangerschaftsmonat empfiehlt die Deutsche Gesellschaft für Ernährung (DGE) eine Proteinzufuhr von 58 Gramm pro Tag. Die Empfehlungen einiger Ernährungswissenschaftler liegen sogar bei 100 Gramm. Wichtig ist vor allem – wie auch bei Vitalstoffen – dass Eiweiß täglich zugeführt wird, da es für die Entwicklung und das Wachstum des Kindes essenziell ist. Bei der Auswahl sollte auf höchste Qualität geachtet werden.

Hochwertige Eiweißshakes sind für die Zufuhr sehr hilfreich. Ein hochwertiger Shake sollte ein Mehrkomponenten-Shake sein, in dem die Eiweiße bereits in Form von Isolaten enthalten sind. Auch hier ist die Qualität entscheidend: Gerade Shakes im Niedrigpreissektor, die man häufig im Internet oder im Handel findet, enthalten häufig schlecht verarbeitetes oder verunreinigtes Eiweiß, aber dafür jede Menge künstliche Farb- und Aromastoffe, die in vielen Fällen zu allergischen Reaktionen führen, wie Hautausschlägen, Schlafstörungen oder Verdauungsproblemen. Auch der Süßstoff Aspartam ist oft in Billigprodukten enthalten. Aspartam wirkt im Köper wie ein Nervengift und kann zu neurologischen Störungen und Fehlfunktionen im Gehirn führen.

Absolut wichtig ist zudem, dass ein Eiweißshake basisch verstoffwechselt wird und mit reichlich säurepuffernden Mineralien und Spurenelementen kombiniert ist. Denn in einer hohen Konzentration kann tierisches Eiweiß ohne den Gegenspieler »Basen« zu einer schnellen und enormen Übersäuerung des Körpers führen.

Als Eiweiß- und Calciumquelle während der Schwangerschaft wird in Fachkreisen von industriell verarbeiteten Kuhmilchprodukten immer mehr abgeraten. Sie sollten nur gelegentlich und in Form von Hartkäse gegessen werden. Als Isolat in einem Shake wird das Milcheiweiß jedoch als völlig unbedenklich eingestuft. Immer mehr Studien zeigen auch, dass Milch gar kein guter Calcium-Lieferant ist, sondern ein Calcium-Räuber. Da Calcium aber für den Knochenaufbau des Kindes sehr wichtig ist, sollte man am besten gänzlich auf Kuhmilchprodukte verzichten. Es gibt so viele andere gute Calciumquellen, wie beispielsweise Kohlgemüse, Hülsenfrüchte oder Süßkartoffeln.

Gute tierische Eiweißquellen:

Fisch & Meeresfrüchte				Fleisch und Eier	
Eiweißgehalt pro 100 g				Eiweißgehalt pro 100 g	
• Forelle	24 g	• Garnelen	20 g	• Hähnchen- und Putenbrust	24 g
• Thunfisch	22 g	• Lachsfilet	20 g	• Lammkotlett	24 g
• Makrele	22 g	• Kabeljau	17 g	• Rinderfilet	22 g
• Rotbarsch	21 g	• Jacobsmuscheln	11 g	• Ei	13 g

Fette – Gesunde Fette und Öle sind für eine gesunde Schwangerschaft das A und O. Jede Zelle benötigt Fett als Baustoff – sowohl die Zellen der Mutter als auch die neuen Zellen des Babys. Bei Fetten gibt es jedoch bedeutende Unterschiede. Wir unterscheiden zwischen guten und schlechten Fetten. Zu den schlechten Fetten zählen die sogenannten gesättigten Fettsäuren. Diese finden wir in erster Linie in Wurst, Fleisch, Margarine, Milchprodukten, Schmalz, Palmfett, Frittierfetten und vielen industriell hergestellten Nahrungsmitteln. Diese Fette erhöhen das schlechte LDL-Cholesterin, sind verantwortlich für Diabetes- und Gefäßerkrankungen und begünstigen zudem Herzkrankheiten. Wer also regelmäßig schlechte Fette zu sich nimmt, der tut weder sich noch seiner Gesundheit bzw. der Gesundheit des Kindes etwas Gutes.

Zu den gesunden Fetten zählen in erster Linie die mehrfach ungesättigten Fette, die sogenannten Omega-3-Fettsäuren, welche bedeutend für unseren Körper sind. Sie haben einen enorm positiven Einfluss auf unser Herz-Kreislauf-System und unseren gesamten Körper. Laut einer Studie der Deutschen Gesellschaft für Ernährung beeinflusst die Aufnahme mehrfach ungesättigter Fettsäuren unsere Gesundheit positiv. Weltweit gibt es mittlerweile über 15.000 Studien, die diesen positiven Einfluss bestätigen.

Auch bei den Omega-3-Fettsäuren gibt es Unterschiede. Die Alpha-Linolsäure (ALA) ist dreifach ungesättigt und in pflanzlichen Ölen zu finden, wie beispielsweise Leinöl, Rapsöl, Walnussöl und vielen anderen Ölen. Eine weitere sehr wertvolle Fettsäure ist die Eicosapentaensäure (EPA). Sie ist fünffach ungesättigt und entstammt dem Fett von Kaltwasserfischen wie der Makrele, dem Hering oder dem Lachs. Die Docosahexaensäure (DHA) ist sechsfach ungesättigt und ist ebenfalls in Fischölen und einigen Algen enthalten.

Dass Omega-3-Fettsäuren beim Baby die Entwicklung des Gehirns fördern, ist ja schon längst bekannt. Nun haben aber einige Studien erwiesen, dass Omega-3-Fettsäuren auch den Eisenstoffwechsel des Embryos unterstützen. Deshalb sollte die Schwangere nicht nur den Eisenspiegel im Auge behalten, sondern auch die Versorgung mit Omega-3-Fettsäuren optimieren. Erst durch die Anwesenheit der Omega-3-Fettsäure DHA (Docosahexaensäure) wird das Baby mit dem Eisen der Mutter in erforderlichem Maße versorgt.

Wissenschaftler der University of Granada und des King's College London konnten beweisen, dass die zusätzliche Zufuhr der Omega-3-Fettsäure DHA während der Schwangerschaft in Form einer Nahrungsergänzung das Neugeborene vor Eisenmangel und Anämie schützen kann.

Für eine stabile und ausreichende Versorgung mit mehrfach ungesättigten Fettsäuren ist die zusätzliche Einnahme hochwertiger Fischölkapseln sehr zu empfehlen. Auch hierbei sollte unbedingt auf Qualität und Inhaltsstoffe geachtet werden. Meiden Sie auf jeden Fall die Billigprodukte, die oft im Handel zu finden sind. Hier laufen Sie Gefahr, verunreinigte Produkte zu verzehren. Gute Produkte haben ihren Preis – sonst wären Qualität und Reinheit nicht möglich. Bei einem guten Produkt sollte Omega-3 in Kombination mit

Vitamin D3 und Vitamin E vorliegen. Zur Vorbeugung und zur Unterstützung des Eisenstoffwechsels und der Gehirnentwicklung sollten Sie mindestens 1200 mg täglich an mehrfach ungesättigten Fettsäuren (EPA & DHA) zu sich nehmen. Optimal wäre eine Dosierung zwischen 2400 und 3600 mg.

Hochwertige Omega-3-Fettsäuren fördern beim Kind nicht nur die Entwicklung des Gehirns, sondern sie sind auch ganz entscheidend an der Eisenversorgung beteiligt. Sie unterstützen außerdem das Herz-Kreislauf-System der Mutter, wodurch wiederum mehr Sauerstoff und Nährstoffe zum Kind transportiert werden.

Zahnpflege während der Schwangerschaft

Sie haben sicherlich schon den Spruch gehört: »Jedes Kind kostet die Mutter einen Zahn.« Diese Weisheit ist allerdings längst überholt und heute nicht mehr gültig. Dennoch sind die Zähne während der Schwangerschaft besonderen Risiken ausgesetzt. Durch den veränderten Östrogenspiegel wird das Zahnfleisch stärker durchblutet und somit weicher und anfälliger für Entzündungen, Wucherungen und Zahnfleischbluten. Gleichzeitig schwillt das Zahnfleisch an, wodurch Mikroorganismen leichteren Zugang finden. Das führt häufig zu Entzündungen, die sich dann oft in Form von häufigem Zahnfleischbluten zeigen. Man spricht hier von der sogenannten Schwangerschaftsgingivitis. Laut einiger Studien steigt das Risiko für eine Frühgeburt ausgelöst durch eine Schwangerschaftsgingivitis um das Siebenfache an.

Durch häufiges Erbrechen während der Frühschwangerschaft verändert sich auch der pH-Wert des Speichels. Hierdurch wird der Zahnschmelz massiv angegriffen. Durch direkte Einwirkung von Magensäure wird der Zahnschmelz sogar teilweise aufgelöst. Deshalb ist eine gute Zahnpflege während der Schwangerschaft besonders wichtig. Auch nach der Geburt des Kindes sollte weiterhin einer besonders gründlichen Zahnpflege nachgegangen werden, um das Baby vor Infektionen durch Speichelaustausch zu schützen.

Was sollte also bei der Zahnpflege während der Schwangerschaft beachtet werden? Auf jeden Fall sollten die Zähne nach jeder Mahlzeit mit einer weichen Zahnbürste oder besser noch mit einer Ultraschallzahnbürste gereinigt werden. Direkt nach dem Erbrechen sollten die Zähne allerdings nicht geputzt werden, da der Zahnschmelz durch die erbrochene Magensäure sehr empfindlich auf das Putzen reagieren und als Folge angegriffen und beschädigt werden kann.

Auch bei der Wahl der Zahnpasta sollte man unbedingt einen Blick auf die Inhaltsstoffe werfen. Wichtig ist vor allem, dass KEIN Fluorid enthalten ist. Fluoride sind TOXISCH und es konnte bisher auch nicht nachgewiesen werden, dass es tatsächlich den Zahnschmelz härtet.

Wissenschaftler der Neurotoxicity Division der US-amerikanischen Umweltschutzbehörde (EPA) haben festgestellt, dass Fluorid ein »Entwicklungsneurobiologisches Nervengift« ist.

Derartige Nervengifte sind im Grunde Chemikalien, die großen Schaden am Hirn junger, sich in der Entwicklung befindlicher Menschen verursachen können. Die Wissenschaftler der EPA begründeten ihre Aussagen mit Untersuchungsergebnissen, die zeigten, dass eine Belastung mit Fluoriden während der Schwangerschaft das Gehirn des Kindes schädigen kann.

Drei Studien aus China, die mit der Einschätzung der EPA konform gehen, zeigten zudem, dass das Gehirn im menschlichen Fötus signifikante Schäden davontragen kann, wenn die werdende Mutter zu große Mengen an Fluorid zu sich nimmt (Mansfield 1999; Yu 1996; Dong 1993).

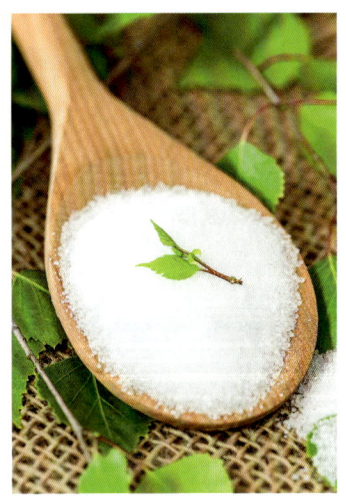

Eine gute Zahnpasta sollte Xylit enthalten, denn es unterstützt die Mineralisierung der Zähne nachweislich. Schon zu Beginn der Siebzigerjahre führten finnische Forscher unter Kauko K. Mäkinen zahlreiche Studien durch, in denen nachgewiesen wurde, dass Xylit kein Karies verursacht, sondern, im Gegenteil, durch seine mineralisierungsfördernde Wirkung Karies verhindern kann. Xylit ist ein natürlicher Zuckeraustauschstoff und hat noch viele weitere gute Eigenschaften. Es ist auch eine gutes alternatives Süßungsmittel, um das Kariesrisiko zu verringern. Mehr zum Thema Xylit finden Sie unter: www.xucker.de

In guter Zahnpasta sollte auch Teebaumöl enthalten sein, da es das gereizte, geschwollene und entzündete Zahnfleisch beruhigt. Teebaumöl ist schon lange für seine entzündungshemmende Wirkung bekannt.

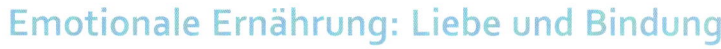

Emotionale Ernährung: Liebe und Bindung

Die Liebe zum Kind werden Sie bereits sehr bewusst wahrnehmen. Schon lange bevor es auf die Welt kommt und Sie den ersten gemeinsamen Blickkontakt haben. Während das Kind in Ihrem Bauch heranwächst arbeiten starke Hormone daran, den Grundstock für die Bindung zu Ihrem Baby zu legen. Diese intensiviert sich von Woche zu Woche, sodass Mutter und Kind während der Schwangerschaft miteinander verbunden sind.

Das Baby erlebt so auch die Gefühle der Schwangeren, wie Freude und Ausgelassenheit, aber auch Sorgen und Ängste oder Stress. Sorgen Sie daher also schon während der Schwangerschaft für eine harmonische Stimmung. Wenn Sie glücklich und entspannt sind, dann ist es auch Ihr Ungeborenes: Es strampelt freudig oder schwimmt entspannt in Ihrer Gebärmutter und seine Pulsfrequenz wird niedriger. Sind Sie hingegen gestresst, verärgert oder traurig, dann färben diese negativen Gefühle auch auf Ihren Nachwuchs ab. Manche Babys werden dann unruhig, andere krümmen sich ganz klein zusammen.

Nehmen Sie regelmäßig auch stimmlich Kontakt mit ihrem Nachwuchs auf, indem Sie zu ihm sprechen. Kommt ein Baby auf die Welt, erkennt es die Mutter instinktiv am Geruch, an der Stimme und am Herzschlag. Das sollte auch der Vater tun. Auch regelmäßige Berührung und Streicheln des Bauchs durch beide Elternteile übermitteln dem Kind Geborgenheit und bauen schon lange vor der Geburt eine intensive Bindung auf.

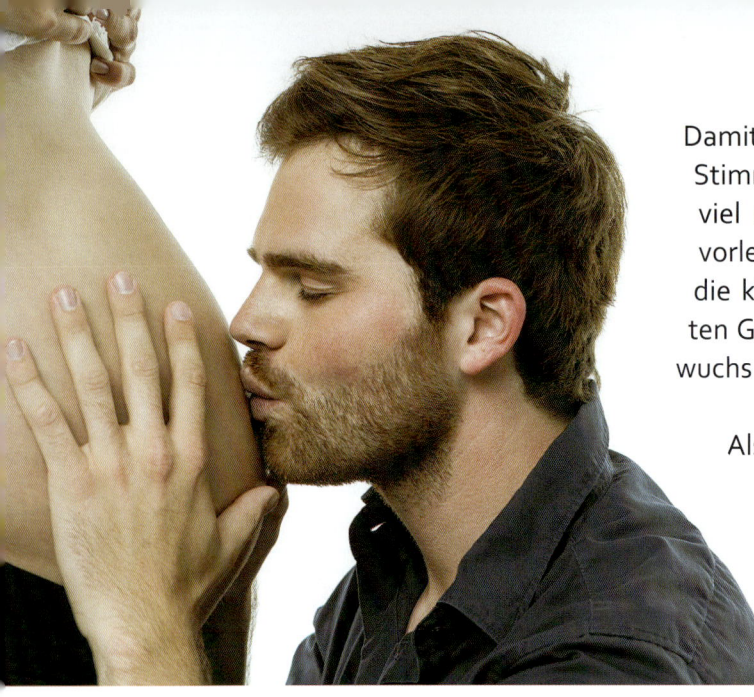

Damit sich das Baby bereits im Bauch auch mit Papas Stimme vertraut machen kann, sollten werdende Eltern viel mit einander sprechen. Väter können auch Bücher vorlesen, den Bauch streicheln oder mit Öl massieren und die kleinen Tritte und Knuffe beobachten, um einen ersten Grundstein für eine intensive Bindung zu ihrem Nachwuchs zu legen.

Als ich damals beim Streicheln des Bauchs die ersten Kindsbewegungen wahrgenommen habe, hat sich mein Herz für meine kommende Tochter komplett geöffnet. Das war ein regelrechtes Gefühlsbeben welches mich da durchzogen hatte. Heute haben meine zwei Töchter einen ganz besonderen Platz in meinem Herzen.

Das Glück eines Kindes beginnt, lange bevor es geboren wird, im Herzen von zwei Menschen, die einander sehr gern haben.

Phil Bosmans

Sport während der Schwangerschaft

Oft stellen sich Schwangere die Frage: »Darf ich während der Schwangerschaft Sport treiben oder ist es schädlich?« Lange Zeit wurde von ärztlicher Seite die Ansicht vertreten, dass sportliche Betätigung während der Schwangerschaft negative Auswirkungen sowohl auf die Schwangere als auch auf das ungeborene Kind haben kann. Dieser Mythos wurde nun in den letzten Jahrzehnten durch viele wissenschaftliche Erkenntnisse widerlegt, so wie durch die Studie *Exercise during pregnancy. A clinical update. Clin Sports Med 19 (2000) 273–286*, die von der der Abteilung für Reproduktionsbiologie an der Case Western Reserve University, School of Medicine Cleveland Ohio USA durchgeführt wurde.

Die Studie befasst sich sehr intensiv mit dem Thema Bewegung während der Schwangerschaft und zeigt auf, dass Bewegung durchweg deutliche Vorteile für die Schwangere und ihr Ungeborenes hat. In der Studie konnten Verbesserungen der Herz-Kreislauf-Funktion, eine begrenzte Gewichtszunahme und Fettspeicherung, ein verbesserter mentaler Zustand und eine erhöhte Stresstoleranz nachgewiesen werden. Auch auf die weitere Entwicklung der Kinder nach der Geburt soll sich ein ausgewogenes Bewegungsprogramm positiv auswirken. Im Alter von fünf Jahren waren die Nachkommen dieser Studie schlanker und hatten ein besseres neurologisches Entwicklungsergebnis als der Nachwuchs von Frauen, die während der Schwangerschaft keinen Sport getrieben hatten.

Auch das schwangerschaftsbedingt vergrößerte Plasma- und Herzzeitvolumen wird durch regelmäßiges und moderates aerobes Ausdauertraining zusätzlich erhöht. Um sicher zu stellen, dass das Ungeborene auch während der Belastungsphase ausreichend mit Blut versorgt wird, sollte das Training daher sehr moderat durchgeführt werden. Eine zu hohe Belastung kann dazu führen, dass die Versorgung des Ungeborenen durch eine Blutumverteilung in die belastete Muskulatur beeinträchtigt wird. Quelle: *Studie Riemann MK und Kanstrup Hansen IK: Effects on the foetus of exercise in pregnancy. Scand J Med Sci Sports 10 (2000) 12–19*

Allgemeine Hinweise für ein moderates Training:

1. Aerobes Ausdauertraining, zwei- bis dreimal 30 min pro Woche

2. Kräftigungsübungen, zwei- bis dreimal pro Woche – vor allem alle großen Muskelgruppen (6–8 Übungen); dabei sind die Widerstände gering und die Wiederholungszahlen hoch zu halten (zwei- bis dreimal 20 Wdh.; 45–60 % MVC); darüber hinaus ist auf eine richtige Atemtechnik zu achten.

Sportarten mit günstiger Auswirkung auf Mutter und Kind:

- Wandern, Walking, leichtes Jogging, Nordic Walking, Skilanglauf, Gymnastik

- sportliche Aktivitäten auf max. 1400 bis 2000 m Höhe – Quelle: *Studie Artal R.: Fetal bradycardia induced by maternal exercise. Med Sci Sports Exerc 20 (1988) 611–613*

- Radfahren in der Ebene – hier trägt das Rad das Gewicht und entlastet die Wirbelsäule

- Schwimmen ist besonders empfehlenswert für Schwangere, die zu Ödemen neigen. Durch den hydrostatischen Druck im Wasser erfolgt eine Umverteilung der Flüssigkeit aus dem extravasalen Raum und den oberflächlichen Venen in die großen venösen Gefäße und damit eine Erhöhung des intravasalen Volumens. Dies führt zu einer besseren Durchblutung der Nieren und einer Erhöhung der Diurese. Ödeme werden ausgeschwemmt. Entgegen weitläufiger Meinungen ist das Risiko für Vaginal- oder Amnioninfektionen während dem Schwimmen nicht erhöht. Schwimmen stellt darüber hinaus eine gelenkschonende Belastungsform dar. Allerdings sollte die Wassertemperatur nicht unter 20°C bzw. über 33°C liegen, um zusätzliche Kreislaufreaktionen zu vermeiden.

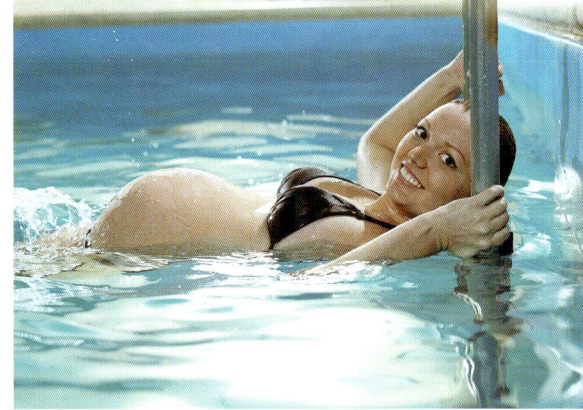

- Sportarten wie Rudern, Geräteturnen, Tennis, Squash, Badminton, Tischtennis, Segeln, Golf, Hochsprung, Weitsprung, Kugelstoßen, Diskuswerfen, Hammerwerfen, Inlineskating, Skifahren, Mountainbiken, Schlittschuhfahren, Geräteturnen, Kampfsportarten und alle andere Sportarten mit ruckartigen Bewegungen und mit starken Beschleunigungs- und Abbremsbewegungen sind hingegen nicht empfehlenswert.

Wellness für eine entspannte Schwangerschaft

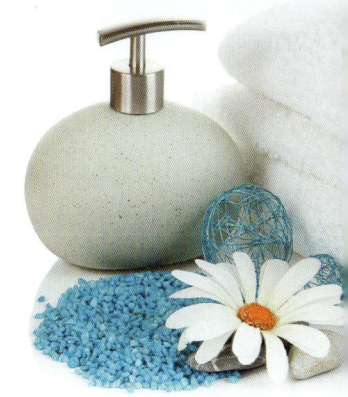

Dem Körper und Geist eine Auszeit gönnen, einfach mal abschalten – solche Ruhephasen sind im Alltag ungemein wichtig. Noch wichtiger sind sie jedoch während der Schwangerschaft. Dauerstress hat negative Auswirkungen, sowohl auf die Mutter als auch auf das ungeborene Kind. Neben dem direkten Einfluss auf die Gesundheit führt Stress auch dazu, ungesunde Verhaltensweisen beizubehalten.

Ich empfehle daher folgende Entspannungstechniken: autogenes Training, progressive Muskelentspannung, Meditation, Yoga für Schwangere, Qigong, Reiki, Massagen, Aromatherapie.

Auch Saunabesuche in kleinen Dosen während der Schwangerschaft sind für geübte Saunagängerinnen kein Problem. Schwanger in die Sauna zu gehen trägt sogar zur Entspannung bei – und es kann sich sogar positiv auf Beschwerden wie Wassereinlagerungen auswirken. Bis kurz vor der Entbindung sind Saunabesuche in kleineren Dosierungen möglich. Unerfahrene sollten allerdings mit den Schwitzkuren eher vorsichtig umgehen und sie vorher mit ihrer Hebamme oder ihrem Arzt absprechen.

Fazit

Werdende Mütter können Stress auf ihr Kind übertragen. Aus diesem Grund sollte sich die Schwangere ganz bewusst vor Hektik schützen. Der beruhigende Herzschlag einer ausgeglichenen, entspannten und zufriedenen Mutter fördert die emotionale und gesunde Entwicklung des Kindes.

Fitnesstraining

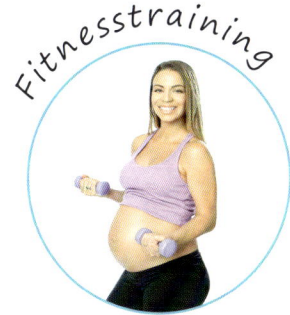

Ernährung

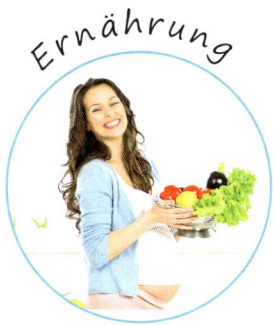

Vitalstoffe

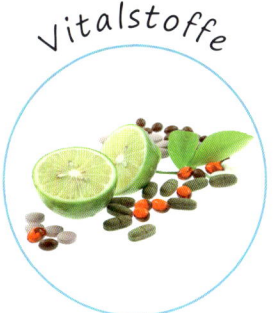

Omega-3-Fettsäuren

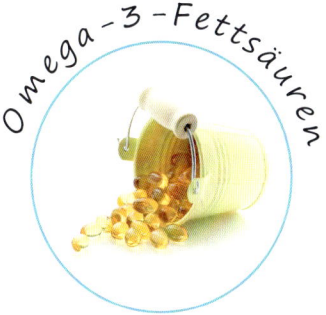

Gesunde Schwangerschaft

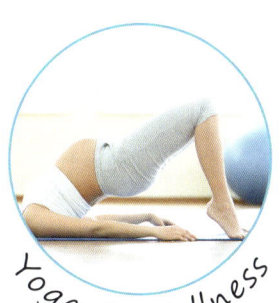

Yoga & Wellness

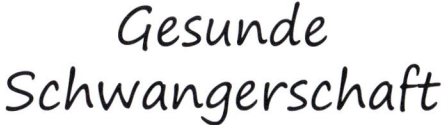

Liebe

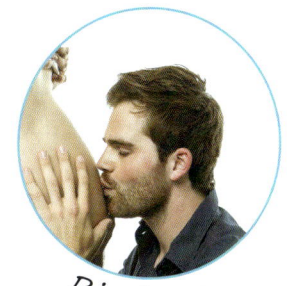

Bindung

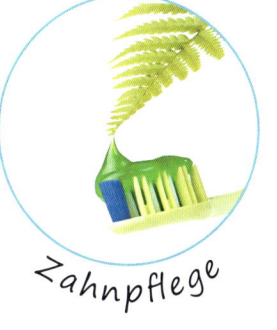

Zahnpflege

Weitere verfügbare Broschüren

- Gesundheit ist Herzenssache (Herz-Kreislauf-System und Vitalstoffe)
- Das 1x1 für einen glücklichen Darm (Alles zum Thema: Gesunder Darm)
- Die Anti-Fett-Revolution (gesund und dauerhaft abnehmen)
- Leistungsoffensive (Stoffwechsel-Tuning für Sportler)
- Gesund ins Leben! Teil 2 – Baby- und Kinderernährung **(verfügbar ab ca. Herbst 2018)**

Literatur- und Studienverzeichnis

- Schmid, Th. et al.: Micronutrients intake is associated with improved sperm DNA quality in older men, Fertility and Sterility, Vol. 98. 2012.
- Lerchbaum, E. and Obermayer-Pietsch, B.: Vitamin D and fertility: a systematic review. European Journal of Endocrinology. Volume 166, Issue 5, (S. 765-78). 2012.
- Künzle, R. et al.: Semen quality of male smokers and nonsmokers in infertile couples. Fertility and Sterility, Vol. 79. 2003.
- Health24.com, Januar 2011 »Antioxidants may improve male fertility« (Antioxidantien können die männliche Fertilität verbessern)
- Vahratian A, et al. Multivitamin use, and the risk of preterm birth, Am J Epidemiology, 2004, 160: 886-892
- Wuertz C, Gilbert P, Baier W, Kunz C (2013): Cross-sectional study of factors that influence the 25-hydroxyvitamin D status in pregnant women and in cord blood in Germany. British Journal of Nutrition, online veröffentlicht am 23. Mai 2013. DOI: 10.1017/S0007114513001438
- Kirschner, W. et al., Eisenmangel in der Schwangerschaft, der Gynäkologe 2011, 9: 759-65
- (School of Biological Sciences, University of Southampton, Bassett Crescent East. 2010 Jun;103(12):1762-70. doi: 10.1017/S0007114509993783. Epub 2010 Feb 4)
- Journal of Functional Foods, (DHA-Nahrungsergänzung: Eine Ernährungsstrategie um die pränatale Eisenhomöostase zu verbessern und Eisenmangelzuständen nach der Geburt vorzubeugen)
- Scholl TO, Hediger ML, Bendich A, et al. Use of multivitamin/mineral prenatal supplements: influence on the outcome of pregnancy. Am J Epidemiol 97;146:134–41.
- Czeizel AE, Dudas I, Metneki J. Pregnancy outcomes in a randomized control trial of periconceptional multivitamin supplementation. Arch Gynecol Obstet 1994;255:131–9.
- Emelianova S, Mazzotta P, Einarson A, et al. Prevalence and severity of nausea and vomiting of pregnancy and effect of vitamin supplementation. Clin Invest Med 1999;22:106–10.
- Exercise during pregnancy. A clinical update. Clin Sports Med 19 (2000) 273-286
- Artal R.: Fetal bradycardia induced by maternal exercise. Med Sci Sports Exerc 20 (1988) 611-613
- Patra S, Pasrija S, Triveldi SS, Puri M.: Maternal and perinatal outcome in patients with severe anemia in pregnancy. Int J Gynaecol Obstet 2005; 91:164–165.